民间实用中医养生系列

老中医心中的
妇科千金方

王淼　主编

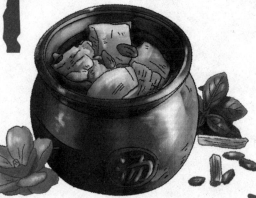

U0349534

天津出版传媒集团

天津科学技术出版社

图书在版编目（CIP）数据

老中医心中的妇科千金方 / 王淼主编—天津：
天津科学技术出版社，2015.5（2022.6 重印）
ISBN 978-7-5308-9764-5

Ⅰ．①老⋯ Ⅱ．①王⋯ Ⅲ．①女性—养生（中医）—基本知识
②女性—保健—基本知识 Ⅳ．① R212 ② R173

中国版本图书馆 CIP 数据核字（2015）第 105359 号

老中医心中的妇科千金方
LAOZHONGYI XINZHONG DE FUKE QIANJINFANG
责任编辑：梁 旭
责任印制：赵宇伦

出　　版：天津出版传媒集团
　　　　　天津科学技术出版社
地　　址：天津市和平区西康路 35 号
邮　　编：300051
电　　话：（022）23332369（编辑室）
网　　址：www.tjkjcbs.com.cn
发　　行：新华书店经销
印　　刷：三河市刚利印务有限公司

开本：710×1000　1/16　　印张：16　　　字数：200 000
2022 年 6 月第 1 版第 2 次印刷
定价：42.80 元

『 前　言 』

早在唐代，宫廷贵妇就开始使用各种面脂、口脂，而且在过去，这些东西极其珍贵，美容药在医门中被保密，不许泄露，只被少数女性占有，平民百姓根本享受不到这些美容之品。孙思邈是敢于抨击这些不公现象的人，他所著的《千金方》之中录入很多美容养颜之法，让很多女性都享受到了美容之品所带来的容貌新突破。

如今，现代女性表面上是非常幸运的，可实际上，为了在这个竞争激烈的年代有属于自己的地位，现代女性不断地给自己施加压力。在这种情况下，女人拥有更多的金钱，更高的物质享受，可身体状况并未因此而保持在良好状态，反而被疾病纠缠。所以，现在很少有女性拥有古代美人那样的自然之美，现代女性的美总有那么几分不真实，少了些灵动。还有的女性朋友虽然外表非常美，可身体却承受着各种疾病带来的痛苦，是个十足的满是内伤的"红苹果"。

其实，美丽和健康本就是一体的，现代女性将美丽视为首位，但是很多时候都忽视了自己的身体健康问题。要知道，没有健康，美丽也是无从谈及的。美丽并非用化妆品"糊"住外表就可以了，而是要内调外养，让自己不受各类疾病，尤其是妇科疾病侵扰，由内而外散发出女人的独特魅力。

现代美容院、化妆品所教你的美容方法无非是"妆"，而本书所教你的是如何从自身体质出发进行调养，养出个实实在在的自然美人。本书包括《千金方》原著中的美容养生妙法、妙方，治疗各类女性易患疾病的妙法，以及一些现代行之有效的美容养生、治病之妙法、妙方，供广大读者参考。

希望女性朋友们在向着事业迈开脚步的同时关注健康，做真真正正的美人！

「目 录」

第一章

熟知《千金方》，让女人由内而外美丽健康

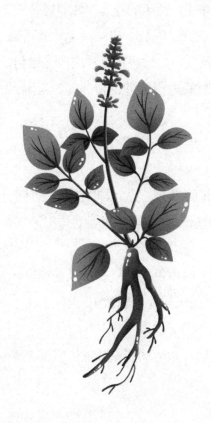

美容养生，孙思邈教你养生"十三法"

爱美是女人的天性，几乎没有哪个女人是不爱美的。《千金方》之中有记载："凡妇人欲求美色，肥白罕比，年至七十与少不殊者。"由此我们可以看出，古代的女人也和现代女人一样爱美。

在《千金方》之中，记录了无数的美容验方、药膳、内调方法，故在那个没有高级化妆品、美容院的年代，女人却仍旧肤如凝脂。

孙思邈强调，健康肌肤需要用饱满的精神、健康的身体作为前提条件。身体健康，气血流通，脏腑阴阳平衡，五官、四肢、皮肤、毛发才可被滋养，进而减缓容貌衰老。调理脏腑、充盈气血之法可通过顺应自然达到，即根据自然赋予的体质、季节、地域、时辰进行调理，将美容养生融入生活的点点滴滴，达到天人合一的状态。

下面就来为大家介绍一下孙思邈的"养身十三法"：

一、发常梳

经常梳头发能够防治脱发、白发，可刺激头部穴位，同时传导至脏腑，疏通经络、宣通气血、活血祛瘀、振奋阳气，让头部毛孔开泄，排出浊气，进而延缓衰老。

具体做法：将双手两掌互搓至热，之后用手指做梳子状从前额开始向上梳，经过头顶、后脑之后回到颈部。每天早晚分别做 10 次以上。

二、目常运

眼睛为心灵的窗户，因此要经常运动。此运动能充分锻炼眼部六条肌肉、三条神经，让眼睛更加灵活。

具体做法：每天左转眼珠 50 次，右转 50 次，交替进行。或是先合眼，之后用力睁眼，眼珠在眼睛里打转；再合眼，之后用力睁开眼，转眼珠。重复几次。

《千金方》之中还提到"目宜长运"，意思就是说，眼睛要向远处看。

具体做法：眼睛向远处眺望，以绿色植物为目标，可让视野开阔、肝血充足。

这就是为什么孙思邈年过百岁却仍然能写书，眼不浑浊。

三、齿常叩

叩齿可活动上下颚经络，让头脑保持清醒，坚固牙齿，促进肠胃吸收。

具体做法：口微微合上，上下两排牙齿相互叩击，不能太用力，让牙齿发出响声就可以了，连续做数次。

四、漱玉津

孙思邈认为"人当朝朝食玉泉，叩齿使人丁壮有颜色"，漱玉津能强健肠胃、延年益寿。

具体做法：口微张，把舌头伸到牙齿外面，从上开始，向左慢慢转动，之后逆时针转 12 圈，将唾液吞下，再沿着反方向重复上述操作 1 次。

五、耳常鼓

耳常鼓可增强记忆、听觉。

具体做法：耳鼓时，用手掩住双耳，用力向内，之后放手，会听到"扑"声，重复上述操作 12 次。

六、面常洗

这里所讲的面常洗并非用水洗脸，而是干洗。

具体做法：经常用手按摩面部，在我们的脸上分布着诸多穴位，经常按摩可促进面部血液循环，让肌肤变得细腻，面色红润、有光泽，搓手 36 下，暖手之后上下扫面。

七、头常摇

摇头运动能活络颈部。美容的过程中我们常常会忽视颈部，颈部上承头，而下承躯干，是人体的重要枢纽。常做颈部运动能刺激颈部动脉血管，放松头、颈周围肌肉，恢复肌肉之柔软、弹性，以免患上颈椎增生。而且还可让氧气输送至头脑，活化脑部细胞，促进脑部血液循环，让你在学习、工作时头脑更加清醒。

具体做法：摇头时，双手叉腰，闭目，垂头，缓缓向右扭动，之后恢复到原位，重复上述操作 6 次。

八、腰常摆

腰常摆可强化肠胃、固肾气，从中医的角度上说"腰为肾之腑"，摆腰能加强腰部气血流通，进而固护肾气。此外，我们还应提防腰部脂肪，腰部脂肪越多，说明我们的身体健康问题越多，而最好的祛除腰部脂肪之法即锻炼。

具体操作：身体扭向左，右手在前，左手在后，在前的右手轻拍小腹，在后的左手轻拍腰部命门穴（后正中线第 2 腰椎棘突下凹陷处），重复此操作 50 ～ 100 次。

九、腹常揉

经常揉腹能通和上下，分理阴阳，去旧生新，充实脏腑，可防治消化不良、胃炎、慢性结肠炎、便秘等，对于动脉硬化、高血压、脑血管疾病的患者来说能够辅助治疗上述疾病，还可让人精神愉悦。临睡前揉腹，利于入睡，防失眠。

具体操作：揉腹时，把手互搓36下，手暖后双手交叉，肚脐作为中心，绕着肚脐沿着顺时针的方向按揉，按摩范围从大至小，共揉30下。

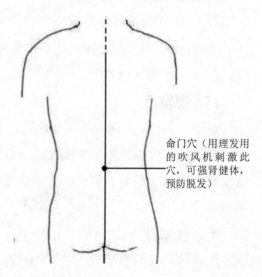

命门穴（用理发用的吹风机刺激此穴，可强肾健体，预防脱发）

十、摄谷道

摄谷道能预防痔疮、前列腺炎等症，利于延年益寿。

具体做法：吸气的时候提肛，把肛门肌肉收紧、闭气，维持几秒后呼气放松。重复上述操作 20 ～ 30 下。

十一、膝常扭

有句话说得好"人老腿先老，肾亏膝先软"，也就是说，想要青春永驻，需从保养腿起。

具体做法：扭膝时，双脚并排，膝部紧贴，微微向下蹲，双手轻轻按摩，之后缓慢左右扭动，重复此操作 20 次。

十二、脚常搓

在我们的脚底分布着各个器官反射区，通过按摩能刺激反射区，由血液循环、神经传导，进而调节机能平衡，以恢复器官功能，将体内的废物、毒素排除出去，加速新陈代谢。这种方法能治失眠、降血压、消除头痛等。

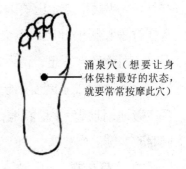

涌泉穴（想要让身体保持最好的状态，就要常常按摩此穴）

具体做法：右手搓左脚，从脚跟起，向上至脚趾，之后向下搓回脚跟，再用左手搓右脚，重复上述操作各 36 次。之后两大拇指轮流搓脚心之涌泉穴（足前部凹陷处第 2、3 趾趾缝纹头端和足跟连线前 1/3 处）。

十三、常散步

散步可增强脏腑之功能，强健筋骨，而且可辅助减肥，促进身体健康。

美容养生，孙思邈提醒你忌"六久"

孙思邈提及美容养生之时，除了提出养生"十三法"，还提到了养生要忌"六久"：

一、莫久坐

久坐，则久坐之处局部气血运行会不畅，使得皮肉长疮，甚至坏死。并且，久坐腹部会生出赘肉，诱发全身肌肉酸痛、脖子僵硬、头痛头晕，有损脊椎和腰椎健康，还会减慢胃肠蠕动，导致便秘、痔疮等；也会使得大脑血液供应不足，诱发疾病。

坐的时间久了就要站起来走动走动，或是伸个懒腰，坐时整个脚掌都应着地，让脚步平稳着地，同时在桌下留出脚活动的空间，常伸展腿部，同时改变腿的姿势。

二、莫久立

久立，则腰背肌肉处在张力状态，人就会腰酸背痛。肌肉、韧带、神经、血管等软组织会发生病变。从中医的角度上说，久站会伤及腰肾。肾藏精，精生髓，髓为骨之液，能养骨。因此，长时间站立会伤肾，损伤人体骨骼。

所以，站久了就要休息一会儿，活动活动身体，保持正确的站姿能让你拥有窈窕的身材。站立时，拉伸脊椎骨，想象着头顶有根绳子拉伸着自己，如此即可减小胯部压力，让腰板变得挺直，臀部也会变得有力，慢慢地翘起来。休息的时间不能过久，否则，腰后凸处缺少支撑位置，腰部肌肉、韧带就会僵硬，导致慢性损伤，诱发腰痛。

三、莫久行

虽然散步、走路对身体健康有益，但是走路走得太多对身体健康也是不利的，不仅会累，还会损伤脊椎和腰椎，甚至导致膝关节过度疲倦。膝为筋之府，因此"久伸伤筋"。有很多女性因为工作需要、爱美而穿上了高跟鞋，岂不知，长时间穿高跟鞋小腿肌肉易长成肌肉团，脚踝易因此变形，甚至诱发各种足部疾病。

保持正确的走路姿势，掌握正确的走路技巧即可美容、塑身形。走路时挺胸抬头、收腹提臀。收腹能刺激腹部肌肉，减掉小腹赘肉。走路的时候加大步幅，运动大腿肌肉，防止出现萝卜腿。走路的时候，后脚跟先着地，每一步都按照此顺序：脚跟、脚心、脚尖，后脚跟向上提，腿之曲线则可紧实匀称。

四、莫久卧

从中医的角度上说"久卧伤气"，长时间卧床，肺部缺乏新鲜空气之调节，肺之机能不强健，则"伤气"。长时间卧床，血液循环之规律被破坏，血液流速减慢，使得大脑供血不足，醒来之时非常慵懒、精神低迷，易降低代谢水平和抗病能力，诱发肥胖虚肿，因此少运动的女性易长肉。而身体肥胖的女性更不爱运动，时间一久就会形成恶性循环。

在古人看来，卧也是有一定原则的：最好向右侧卧，身体轻微弯曲。不过对于多数健康人来说，不用太过计较睡姿，因为睡眠的过程中我们会不断调整自己的睡姿。

五、莫久视

眼睛之好坏要依靠肝藏血之功能，久视会损伤肝脏，因此不能长时间看书、看电视、玩电脑等，以免"久视伤血"。

此外，电脑、电视等有辐射，会加速人体衰老，如果因为工作的关系而必须面对电脑，可以涂抹隔离霜，或是吃些抗辐射食物，如新鲜果蔬、动物肝脏等。

六、莫久听

中医上有云"五脏六腑，十二经脉皆络于耳"。如今，过度用耳已经成为普遍问题：戴耳机、看电视、听音乐等，而且很多人白天听了一天，晚上还要去声音震耳的迪厅、酒吧，久而久之就出现了耳鸣、耳聋等症状。在我们的耳朵上分布着很多穴位，经常摩耳有益于身体健康。

女人之美，应由内而外散发

女人的一生都在追求美，究竟怎么做才能让自己更美，才能留住青春是每个女人迫切想要知道的。有的女性朋友选择高级的、高端的、昂贵的化妆品；有的女性花费巨资到美容院做美容；有的女性朋友迷信激素的力量；有的女性朋友沉迷于整容、拉皮……可这些做法只能起到一时的作用，时间久了还会恢复原状。这种美并不正常，因为美丽是由内而外的，而并非仅仅停留于表面。

那究竟怎么做才能让自己由内而外地美丽呢？《千金方》之中是这样认为的：阴阳平衡。从中医的角度上说，阴阳四季都平衡的人不容易受疾病侵袭，而一旦违背了阴阳平衡，各种疾病就会找上你。

人体是个有机整体，颜面五官、发肤须甲为身体的一部分，如果想要由内而外散发着美丽，最有效的方法就是维持人体阴阳平衡。

一旦身体的阴阳不平衡，整个人就会变得没有精神，身体乏力，面色苍白，看起来弱不禁风。想要达到阴阳平衡，应当做到以下几点。

一、顺应四时

饮食上要有规律，不能过饥、过饱，也不能偏食。春季多酸，夏季多苦，秋季多辛辣，冬季多咸。

起居时间，春夏季节应当夜卧早起，秋季应当早卧早起，冬季应当早卧晚起。

二、调节情绪

要提升自身修养，理智、冷静地思考问题；懂得控制自己的情绪，不能大喜、大悲或者大怒；积极参加各类社交活动，建立起自信心，调节自己的情感，与周围的人维护好的关系，拥有宽广的胸襟；笑对人生之大起大落，发生重大变故后，及时处理，事情结束后尽快将其忘掉；每天做些必要的锻炼，以保健养生。

三、控制饮食

合理分配三餐，早餐吃好，午餐吃饱，晚餐吃少。无论哪一餐的营养都必须均衡，蛋白质、脂肪、碳水化合物、维生素的摄入量要充足；不能暴饮暴食，也不能太过饥饿，适当控制饮食。

四、少油炸、膨化

阴精平稳不消耗，阳气致密不散，即可确保阴阳平衡，这样才能确保精神旺盛、生命力才更为强盛，因此女人调节阴阳为的就是确保阴阳平衡。

五、中药调养

女性阴阳失衡后，身体便会表现出一系列症状，此时也可通过中药来调理，中医提倡的是整体治疗，知道哪个地方阴阳失调，通过药物调理，那么阴阳之偏盛或偏衰即可得到改善。阴阳获得平衡，病情即可得到改善。因此提醒女性朋友们，发现自己阴阳失衡之后，必须先想办法调理。

了解自身体质，向美丽健康迈进

女人，都是爱美的，几乎没有一个女人愿意放弃美的权利，希望自己拥有美丽的脸庞、纤细的身材、嫩滑的肌肤。可是，为什么在使用大量高级化妆品，去过很多次美容院，吃过大量有美容养颜之功的保健品之后却仍然没看出自己的改变呢?

有上述表现主要是因为没有针对自己的体质选择适合自己的美容方法，只有认清自身体质，才可有效美容养颜，让美丽由内而外散发出来。

《千金方》之中提到:"凡人秉形气有中适，有燥静，各各不同，气脉潮动，亦各随其性韵。"而且还提到:"夫欲服食，当寻理性所宜，审冷暖之适，不可见波得力，我便服事。"由此可见，孙思邈提倡服药应当根据自身身体状况来进行，不能看到补药就乱补。

从中医的角度上说，皮肤的色泽变化和内脏生理功能与病理变化有着密切的关系，呈赤色反映心之变化，呈青色反映肝之变化，呈黄色反映脾胃之变化，呈白色反映肺之变化，呈黑色反映肾之变化。面上五色变化是体质变化之依据。还有的皮肤问题，如黑眼圈、毛孔粗大、皮肤细纹等，均与体质变化有关。所以，肌肤如同体质的镜子，时刻反映着人体健康状况。

中医把不同的人的体态称作不同的体质，每个人的体质都受两种因素影响:遗传;后天因素，包括地域、气候、生活习惯等。体质使得不同的人呈现出了不同的形体肥瘦、肌肉松紧、皮肤弹性、头发疏密等。这些表象的不同皆源于机体中阴阳双方力量的变化，人体脏腑之盛衰，气血阴阳津液之盈亏。古人根据人体气血阴阳的变化把人体分成九种基本体质类型:平和体质、气虚体质、湿热体质、阳虚体质、阴虚体质、痰湿体质、血瘀体质、气郁体质、特秉体质。

体质不同，美容保健的方法自然不同，不同体质的女性有其独特的调养原则和方法，甚至能细致地划分至独立个体应对的方法，此即为中医上提到的"因人而异"。不过，这九种体质并非是固定不变的系统，它是个动态模式，它们之间有着密切联系，相生相克，循环往复。体质发生变化的时候，要根据自己当时的体质状况来调整美容方案。体质变化呈相对性，有的人可能兼备两种，甚至两种以上体质类型，此类女性应当兼顾自己所属的各类体质。

因此，想要美丽，必须先了解自己是什么体质，进而有针对性地调理身体，让自己拥有美丽的容颜。下面就来为女性朋友们介绍几种认清自身体质的方法。

一、阳虚体质

此类女性被称之为"冷美人"，因为她们即使在大热天也穿着长衫，甚至在夏季穿毛衣或棉质衣物。

二、阴虚体质

此类女性被称之为"瘦美人"，形体消瘦，易烦躁，哪怕外面天气寒冷也想洗冷水澡，由内而外发冷。

三、痰湿体质

此类女性被称之为"胖美人"，她们形体肥胖，面上多油。

四、湿热体质

此类女性被称之为"痘美人"，她们满脸油光、多痘。

五、气虚体质

此类女性被称之为"懒美人"，她们面色柔白，声音轻柔，有气无力。

六、血瘀体质

此类女性被称之为"斑美人"，她们的脸上常常长着很多雀斑、蝴蝶斑、老年斑，而且经常受痛经困扰，身上莫名地出现瘀青。

七、气郁体质

此类女性被称之为"愁美人"，她们常常无法从抑郁情绪中走出来。

八、特秉体质

此类女性被称之为"娇美人"，她们很容易过敏。

九、平和体质

此类女性是阴阳平和的大美人，她们常常头发黑亮、面色红润、精力充沛。

人的皮肤可以分成油性皮肤、干性皮肤、中性皮肤、混合性皮肤、敏感性肌肤五类，一旦体质偏颇，就会表现出不同肌肤状态，因此体质也能由肤质看出。

油性皮肤的女性主要表现出的是湿热体质和痰湿体质，她们皮肤油腻，毛孔粗大；内则为雄性激素分泌旺盛导致皮脂腺分泌过量。

干性皮肤的女性一般属气虚体质、血虚体质、阳虚体质、阴虚体质，她们皮肤干燥、没有光泽和弹性，容易脱屑，皮肤上细纹较多。因为皮脂分泌不足、汗腺分泌功能衰退，使得皮肤缺乏皮脂膜保护，皮肤细胞缺水，或皮肤血液循环不畅，周身营养缺乏。

混合性皮肤的女性大都为湿热体质、阴虚体质、痰湿体质、血瘀体质，她们的额部、鼻区油多，其他地方呈中性。因为体内阴阳不平衡。

敏感性皮肤的女性大都为血瘀体质、阴虚体质、特秉体质。她们的皮肤很薄，双颊和上眼睑出油，微细毛细血管，肌肤缺乏光泽，内因为对外界刺激耐受性差，容易过敏。

中性皮肤为理想的肌肤状态，平和体质的女性才拥有。她们的皮肤滋润、光滑、有弹性，皮脂和水分平衡，为人体生理功能平衡之反映。中性皮肤也非常易受气候变化影响，比如，夏天皮肤分泌油脂量比较多、偏油；而秋冬季节皮脂分泌少、偏干。

美容的过程中，女性应当根据自身体质进行，主要强调的是以下几点。

一、阳虚体质调理要点

冷美人应当告别冰冷，温暖散寒，根据不同的季节摄入自然界之阳气，做好保暖，防止阳气散失，通过运动带动阳气生发，多吃些性温食物。

二、阴虚体质调理要点

瘦美人想要远离焦躁，拥有健美身材，应当注意滋阴潜阳，多喝水，远离燥热。还应当重视保护肝肾，有利于藏精血。

三、痰湿体质调理要点

胖美人想瘦下来，应当注意温阳化饮，可通过饮食、运动排出体内多余水分，进而增加阳气，赶走湿气。脾胃不能正常运化为痰湿之根源，所以，消胃健脾为调理之根本。

四、湿热体质调理要点

痘美人想拥有光洁的肌肤，最关键的就是清热解毒，适当吃些清热除湿之品，同时选择健脾除湿的生活方式。

五、气虚体质调理要点

懒美人想变得神采奕奕，最主要的是要补气养气，补好脾、肺、肾等器官之气，同时常做舒缓运动，进而增强体质。

六、血瘀体质调理要点

斑美人首先要做的就是祛斑，活血祛瘀非常重要。生活中要注意增强心气，让心脏变得更加有活力，血液运行顺畅，斑即可在血液运行的过程中消散。

七、气郁体质调理要点

气郁体质的女性应当懂得调节自己的情绪，疏肝解郁，平时吃些有助于行气的食物，确保睡眠的充足，适当运动，畅通气机，让肝脏更加健康。

八、特秉体质调理要点

特秉体质的女性应当远离过敏源，进而降低其对身体的伤害，规律自己的生活起居，为身体创造安全的调理环境。

九、平和体质调理要点

平和体质的女性应当重视后天调养，保持平和体质。维持原来的习惯，保持心态平和，避免胡乱进补等。

女人内分泌失调，实际就是阴阳失衡

"内分泌失调"是女性朋友们常说的症状，也常受其困扰的一种现象。其实，女性朋友所患的很多疾病，很多外在不良表现均与内分泌失调有关。

比如，乳房肿块、痘痘、色斑、痤疮、痛经、皮肤粗糙……

《千金方》之中有云："天有四时五行，以生长收藏，以寒暑燥湿风。人有五脏，化为五气，以生喜怒悲忧恐，故喜怒伤气，寒暑伤形，暴怒伤阴，暴喜伤阳。故喜怒不节，寒暑失度，生乃不固，人能依时摄养，故得免其夭枉也。"从中医的角度上说，不良情绪会影响到五脏健康，脏腑失调，人体之气血运行就会失常，进而产生各种疾病，表现出一系列内分泌失调症状。

女性有着特殊的生理和心理，平时还要承受来自家庭和工作两方面的压力，情绪很容易受外界环境影响，久而久之就会变得忧郁、烦躁，脾气变得反复，而这些内在因素会扰乱体内气血运行，进而使得人体中激素之分泌失调。也正是这个原因，现在才会有那么多的女性朋友喜怒无常，出现乳房肿胀、不孕、白发、肥胖等。

那究竟怎么做才能防治内分泌失调呢？

一、保证充足的睡眠

尽量避免熬夜，保证充足的睡眠，因为熬夜会扰乱人体生物钟，使得人体气血失调。

二、常泡澡

经常泡澡能够扩张人体血管，促进人体血液循环，让肌肤更加光滑细嫩。

三、穴位按摩

休息的时候做按摩能够加速血液循环，促进人体中代谢废物的排出，维持身体健康。

四、少吃或不吃快餐

尽量少吃或者不吃快餐，因为饮食不当会使得人体营养流失，毒素过量，诱发内分泌失调。

五、坚持运动

每天坚持运动，因为运动能促进人体气血调和，让人精力旺盛，身心愉悦。

六、水果缓解法

平时可以吃以下几种水果来缓解内分泌失调：苹果，富含大量钾盐，进而维持人体血压正常；柿子，可健脾养胃、养护心血管、润肺生津；香蕉可强化人体消化系统功能；祛除血管内毒素，还能缓解忧郁、提升人体免疫力。

七、食疗偏方

1. 珍珠母煎百合

取 30 克珍珠母水煎，过滤取汁，去掉药渣；之后用药汁和百合一同煎汁，每天喝 1 次。适合黄褐斑、燥热严重，心神不宁、失眠多梦的女性服用。

2. 五白甜味糕

取白扁豆、白莲子、白茯苓、白菊花、山药各 50 克，面粉 200 克，白糖 100 克，先将扁豆、莲子、茯苓、白菊花、山药研磨成粉，和面一起搅拌均匀，调入适量清水和面蒸，久服效果佳。

3. 核桃牛奶饮

将核桃仁、黑芝麻研碎，之后均匀地倒入锅内和牛奶一同煎煮，等到煮沸后调入白糖，每天早晚分别吃一碗，能够治疗血燥引发的内分泌失调。

《千金方》里的经络养生，抗衰不在话下

随着年龄的增长，衰老是显而易见的。尤其是女性，过了 30 岁之后就会出现黑眼圈、鱼尾纹、眼袋，严重影响女性朋友的容貌。出现这些问题时，担心忧虑是难免的。很多女性朋友会在这个时候购买高端的

化妆品缓解面部问题，可连续使用一段时间之后却发现效果不像之前那样显著，越用越高级，效果却越来越差。

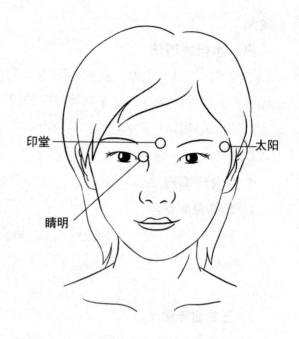

虽然人无法控制生老病死，不过延缓衰老却也不是什么难事。人体的经络与人体健康息息相关，养生的过程离不开经络刺激。《千金方》之中有云："经络若非洞观返观，绝对明了。"

下面就来为女性朋友们介绍几种简单的暂时延缓衰老的经络养生之法。

一、常做眼保健操

人的眉毛上有 3 个穴位：攒竹穴、鱼腰穴、丝竹空穴。其中，攒竹穴关系着人的眼睛、视力问题；鱼腰穴掌管着眉棱痛；丝空竹穴掌管太阳穴周围的黄褐斑、暗斑。

瞳子髎穴能够治疗眼角鱼尾纹。眼眶下的四白穴能够治疗黑眼圈。四白穴上的承泣穴能祛眼袋。了解到各个穴位的功能后，可以每天用手指关节上下刮动，痛处多刮几下。每天抽出几分钟的时间刮上两三次即可，能够缓解黑眼圈、鱼尾纹等。

上下眼袋皆为脾虚、肾虚导致水肿所引发的，针对此类问题，临睡前要少喝水，睡前轮刮眼眶，等到第二天早上起床之时再刮一下，即可缓解眼袋。

二、撞揉鼻骨法

趴到桌子上，前额依次撞手背、鼻梁骨，直到下颔，力度大小因人而异，这种方法能够改善面部供血，患有慢性鼻炎的女性也可采用这种方法。

三、叩齿

齿为骨之余，肾主骨，随着年龄的增长，肾气会慢慢变得微弱，牙齿开始松动，因为二者是相通的。牙齿坚固了，肾气就会变得强壮，二者是同步的关系。如果不想直接调养肾脏，平时多叩齿，保护好自己的牙齿，不但能让牙齿变牢，肾脏也会变得更健壮。

四、掌根揉耳背

耳鸣一般为肾气不足所致，盖上耳朵，之后用掌根轻轻揉耳背，感觉能揉至耳朵眼即可，按揉 2 ~ 3 分钟至耳朵眼发痒即可。

五、敲打胃经

先用手指指腹敲击面部，这个时候敲打胃经，同时敲打大肠、小肠经络。面部胃经为整条胃经的一部分，和整体尚未接通。为打通整个胃经，可捋捋脖子。

抵抗外邪，女人才可风采永存

有些女性朋友天生易感，常常被感冒、便秘、失眠、毛孔粗大、痘痘、身体虚弱、抵抗力差等困扰。通常来说，那些不懂得爱惜自己身体的都是年轻人，常常为了顾及外表的"风度"而忘记了温度；为了工作和娱乐而忘记了正常休息。《千金方》之中有云："天有盈虚，人有屯病，不自慎，不能济也。故养性必先自慎。"很多女性朋友在极不规律的生活状态下消耗自身气血，逼迫自己提前衰老，就像孙思邈说的那样，若自己都不懂得谨慎保养，美容养颜也就无从谈及了。

很多女性朋友并不是很关注自己身体出现的异常，日常有个感冒，出现便秘什么的很少放在心上。岂不知，这些病虽然不是大病，却也会让人非常难受。比如感冒，不仅会让人头昏脑涨、浑身乏力，还可能伴随着发烧、咽喉肿痛、流鼻涕等，病虽小，可麻烦却很多。实际上，美容养生很简单，只要采取健康的生活方式即可达到目的。

我们常常会看到一些女人虽然已经年过 40，可身材仍然很好，而且能吃能睡，二便正常，工作效率高，去医院做检查也没查出毛病。而有些女性虽然十七八岁二十几岁的时候身材、容貌姣好，可一结婚生子，却成了"黄脸婆"，身体严重走形。由此我们不难推断，身材和容貌不仅和先天因素有关，还和后天的生活习惯有关。

有的女性体弱多病，自己宁愿吃补品也不愿意规律自己的生活；宁愿涂抹消炎药祛痘也不肯少吃辛辣刺激之品；宁愿吃对身体有副作用的减肥药也不愿意控制饮食、多锻炼。如果总是不重视自己的生活习惯，就会提前衰老。

女性要经历月经、生育、哺乳等过程，现代女性除了要经历家庭压力外，还要承受着上班劳累，因此血亏为现代女性的显著特点。有的年轻女性为了保持身材，常常少吃甚至不吃主食，长时间如此导致气血亏虚症状更加严重，为早衰埋下隐患。有些女性为了让自己看起来更加时尚、漂亮，会穿得很暴露：露背装、露脐装、露膝装，易感受寒凉，导致寒重，让经络瘀堵。而且，随着年龄增长，身体中的气血会越来越少，肾气越来越弱，女性的体形也会变得松垮、臃肿，因此女人必须学会养血，让体内血液充足起来，如此，面部血液才可充足营养，变得有光泽、有弹性、细腻，体内经络才得畅通，身体代谢才得正常，脸上就不会长斑或痘了，身材也会适中。

在这个世界上，并不存在"包治百病"的灵丹妙药，也不存在能让人长生不老的仙丹。孙思邈所说的"养性必先自慎"就是一种生活态度，意思就是说，想美丽长存，一定要遵循自然规律，全面调治身体，进而标本兼治。

一、饮食调养

人体之气血是吃出来的，因此平时应当合理、均衡、适量饮食，根据自身情况摄入食物，每餐吃个七八分饱就可以了，不能太多也不能太少，体弱多病的女性大都身体虚弱，虚则需补，而补又不能大补，此时应当进行食补，吃些滋阴补血之品，如枸杞、红枣等。

二、规律生活方式

确保睡眠充足，起居有时，这两样关系着机体免疫力之强弱、脏腑功能正常与否。无论健康女性还是身体虚弱的女性，都应当规范自己的日常生活，拥有健康的生活方式，每天做适合自己的运动，坚持锻炼，进而提升机体抗病能力。若身体防线有漏洞，则应当及时找出身体漏洞，如太过劳累、休息不当、压力大、作息不良、食欲下降、受冷等，应当及时调整、改善。

平和心态，养生之基础

现代社会的竞争非常激烈，很多人心气浮躁。心气不和，就会阴阳失调，进而生出疾病。古语有云："衣食足则形乐而外实，思虑多则志苦而内虚。"这句话的意思就是说，睡觉的时候要宽衣解带，饥饿的时候要补充食物，遇到事情时应当一笑而过，这样才可以少受病邪侵袭，促进身体健康。

从中医的角度上说，一个人精神状态好，性格开朗，即可阴阳平衡，畅通气血；反之，则正气虚弱，身体抗病能力下降。有句俗话说得好："要活好，心别小。"老子也说过："乐莫大于无忧，富莫大于知足。"简单地说就是知足者常乐。

《千金方》之中有云："凡心有所爱，不用深爱，心有所憎，不用深憎，并皆损性伤神，亦不可用深赞，亦不可用深毁，常须运心于物平等，如觉偏颇，寻改正之。居贫勿谓常贫，居富勿谓常富，居贫富之中常须守道。勿以贫富易志改性，识达道理，似不能言。有大功德，勿自矜伐。美药勿离手，善言勿离口，乱想勿经心，常以深心至诚，恭敬于物。慎勿诈善，以悦于人。终身为善，为人所嫌。勿得起恨，事君尽礼。以为谄，当以道自平其心，道之所在其德不孤，勿言行善不得善报，以自怨仇，居处勿令心有不足，若有不足，则自抑之。"细品这段话，其实就是在教人如何保持平和的心态。

现代社会竞争激烈，生活之中常常大起大落，心情也跟着时好时坏，时间一久，心脏负荷就会增加，诱发高血压、冠心病、偏头痛等症。那么怎么做才能保持心态平和呢？

一、控怒

懂得"控怒"，无论遇到任何事情，都应该懂得平复自己的心情，保持平和的心态。

二、戒躁

急躁会导致愤怒、忧郁、悲伤等情绪，人在急躁的时候心理会失衡，人体的免疫系统也会被削弱，病毒趁机侵入人体。

三、克悲

要懂得克制内心的悲伤，因为过度悲伤易让人衰老。

四、消愁

无论遇到什么样的忧愁之事，都应当懂得调节自己的情绪，听听音乐，和朋友聊聊天。

五、吃些能够保持心气平和的食物

富含铁的食物，如牛肉、羊肉、鸡肉、海鲜等，能够帮助女性朋友平稳情绪；富含钙的食物，如牛奶、骨汤、豆类等，钙能抑制脑神经兴奋，平稳人的情绪，坚固牙齿；富含维生素的食物，全麦面包、玉米粥等，利于女性调节精神状态。

六、多吃疏理肝气的食物

疏肝食物包括：莲藕，可通气且健脾胃，宁心安神；萝卜，可顺气健胃，清热消痰；绿茶，可宁心安神，梳理肝气；柑橘，有助于肝脏解毒。

"食"之养、害，看你如何去吃

我们都知道，人体的各个生命活动都需要能量来维持，而能量源于我们所摄入的食物。从中医的角度上说，食物和药物一样，有寒、热、温、凉、平五性，并且它们分别有自己对应的脏腑、归经，不过食物偏性比药物弱很多，作用缓和，搭配得当即可强身健体。若食物搭配不当，或偏食，身体健康就会受损。就像《千金方》之中所说的："食能排邪而安脏腑，悦情爽志以资气血。若能用食平释情遣疾者，可谓良工。"

很多女性朋友喜欢吃甜食、冷饮、油炸食品，而且常常是怎么吃都吃不够，时间一久就给自己的身体健康埋下了隐患。

孙思邈曾经研究过百余种食物，也希望人们可以通过日常饮食获得身体健康，他主张人饮食有节，五味贵和，不能偏食，以清淡食物为主，忌食生冷。下面就来为女性朋友们详细地介绍一下饮食原则：

一、多素少荤

人体对营养物质的需求是多方面的，富含多种营养素的食物可以促进机体之生长发育、延缓衰老。孙思邈提倡人们少食肉类和腌制之品，故"厨膳勿使脯肉丰盈，常令俭约为佳"。孙思邈调查发现，关中人和南方人做比较，关中人吃素，因而"少病而长寿"；南方人"海陆鱼肴，无所不备"，长寿的少，早亡的多。

现代有很多女性朋友喜欢吃烧烤、油炸肉类，可我们的脾胃并不喜欢它们，即使部分女性朋友知道吃粗粮对身体健康有好处，可却由于粗粮的口感不是太好而不愿去吃。想要拥有健康的身体，必须做到粗细搭配并以粗为主；荤素搭配，以素食为主；酸碱搭配，以碱为主。

二、五味调和，清淡为主

《千金方》之中提到"五味必不得暴嗔，多令人神惊，夜梦飞扬""五味不欲偏多，故酸多则伤脾，苦多则伤肺，辛多则伤肝，咸多则伤心，甘多则伤肾，此五味克五脏五行，自然之理也"。由此我们不难看出，每味食物都不能吃得太多，或太过追求味觉刺激，否则会导致身体不适。而且，现代医学研究也证明，过食咸味食物易诱发高血压、冠心病。所以，日常饮食必须要清淡，少油、少盐、少调料，多采用熬、煮等烹调方法，不宜煎炸、烧烤，保持食物之原汁原味对身体最有益。

三、少吃生食

《千金方》之中提到"深阴地冷，水不可饮""勿食生粟、生米、小豆""勿生食肉，伤胃"。所有的肉类必须煮熟。生肉和生菜之中有寄生虫，生吃很容易感染，而且不利于消化。随着西餐近些年进入中国，很多女性朋友们爱上了半生不熟的鸡蛋、牛肉，以及生鱼片等，岂不知这种吃法非常不利于身体健康。

四、饭后调养

《千金方》之中提到"凡热食汗出，勿当风，发痉头疼，令人目涩多睡""食毕当步行踌躇""饱食即卧，乃生百病，不消成集聚""食毕当漱口数次，令牙齿不败，口香""每食讫，以手摩面及腹，令津液通流"等，熟知这些饭后调养之法，即可有助于身体健康，让女人的青春长久留驻，有延年益寿之功。

五、饮食有节

不要因为是自己喜欢的食物过量食用，也不能因为减肥或偏食而少吃或不吃某些食物。吃得太多会导致营养过剩，诱发高血压、糖尿病、心脑血管疾病等，吃得太少会诱发营养不良、溃疡、贫血等，因此不管每餐是否合自己的胃口，都要吃七八分饱，不可饥一顿饱一顿。

劳逸结合，养生之道也

女性很容易走两个极端：不是工作狂就是一整天赖在家里不出去。从中医五行学的角度上说就是"太过""不及"。孙思邈主张人要"常欲小劳"，不但要学而不怠、多动脑，还应当尽量做自己能做的体力劳动，孙思邈还说"人欲劳于形，百病不能成"，适当活动易于身体健康。不过他还说"莫大疲及所不能堪耳"，也就是说，不能妄作劳。总结起来就是《千金方》之中的"养生之道，常欲小劳，但莫大疲及所不能堪耳"。该动的时候不动，或动得过度，均会导致五劳所伤，只有劳逸结合才是养生之道。

现在有很多女性朋友所过的都是过劳或过逸的生活，不懂得劳逸结合。工作的时候非常拼命，一整天忙得焦头烂额，连饭都顾不上吃；休息的时候一整天躺在床上，甚至吃饭的时候都不起床，随手抓一把零食，白天睡觉，晚上娱乐不眠。在这种情况下，身体健康被透支。从中医的角度上说，动属阳，静属阴，动静结合才利于健康。

适当的脑力、体力劳动以及锻炼利于气血流动，可保持体形，维持脏器之正常功能。若过度劳累，人体超负荷就会不堪重负，累倒、累趴。体力劳动太过会伤及筋骨、损脏腑。脑力劳动太过会伤及精神，导致内分泌失调，脏腑发生病变。很多女性都是因为过劳而早早地成了"病秧子"。从中医的角度上说，过劳会伤气，时间一久，气力衰竭。思虑过度会耗伤气血，表现出心悸、面色苍白、健忘失眠，还会伤害到脾气，脾失键运会导致腹胀、大便不畅、痘痘等。适当放松、休息即可消除疲劳，恢复体力、脑力，以免诱发疾病。

太过安逸也会致病，使得人体气血运行不畅，脏腑功能减弱，筋骨萎缩无力，身体发胖臃肿，反应呆缓。有的女性朋友将大量的时间花费在吃喝玩乐上，岂不知过度玩乐对身体健康也是不利的，精神紧张、亢奋、精疲力竭，影响大脑之正常休息，并且会由于精神高度紧张、亢奋而导致心脏搏动节律紊乱、血压升降异常，透支人之体力、精神。经过上述分析大家不难看出劳逸结合对人体健康有多重要。

生活中，想做到劳逸结合，应当会工作、会休息、会娱乐，这样不仅能提高工作效率，还可放松身心，下面就来介绍一下劳逸结合的具体做法。

一、提高工作效率

想要提高工作效率，应当安排好工作时间，关注兴趣、方法。很多时候，得不到充分休息大都因为时间安排不当，因为工作前目标不明确，所以不能充分、合理安排自己的工作。注意力不集中也是工作效率低的原因之一，有的人只能集中注意力几分钟或十几分钟，影响工作进度，比别人的工作时间长却得不到相同的结果。这时，我们可以换个工作环境或者换一种工作方式即可提高工作效率。

二、休息方式要合理

休息方法要合理，自己觉得舒适即可。有的人好动，休息时可唱歌、跳舞、登山、旅游等，这样即可确保有充沛的精力和体力。好静的人可在家里看看书、睡睡觉补充体力。找出适合自己的休息方式即可充分放松自己。

依山傍水，让环境助你长寿

孙思邈在《千金方》之中写道："背山临水，气候高爽，土地良沃，泉水清美，如此得数亩平坦处，便可构居。"居住在这样优美的环境之中对人体健康、美容养颜大有好处。依山，树木在夏季即可减少日照辐射、吸收噪声；在冬季即可挡风避寒。傍水，水之流动可净化空气，让你所处的环境洁净而清新。生活在山中的人可以喝到甘美的山泉，润肺提神、延年益寿。

古语有云：一方水土养一方人。这就好像南方的女人肤如凝脂、小鸟依人；北方的女人皮肤虽然不怎么细腻，可却身材高挑。

多数长寿村都坐落在山清水秀、空气清新之处，占据着天时、地利的优势。现代人，尤其是年轻人，生活在纷扰的都市之中，年纪轻轻就被各种疾病困扰。因为依山傍水的地方污染少，人体可免受各种污染之侵害，而且依山傍水之处环境优美，可以给人以美的享受，平抚人烦躁的心理。此外，高山处氧气稀薄，可以减少自由基对人体的伤害，延缓容颜、脏腑衰老，适度缺氧还能加速心跳、气血流动，肺呼吸功能也会跟着增强；低氧空气还可消除疼痛，让血液、心律维持在正常状态。

如果你在工作的过程中感到压力很大，长时间不得放松，不妨到山清水秀的地方游玩一番，充分放松精神。或者到乡下住一段时间，等到精神状态恢复好了以后，再回到工作岗位上时又会精力充沛，工作效率也会大大提高。

现在有很大一部分"女强人"，为了工作而不回家、不旅游，一天到晚在灯火阑珊的城市中打拼，白天忙忙碌碌，晚上应酬不断，在这种

"过劳"的状态下，身心承受的压力、纷扰太多，不仅身体健康会受影响，甚至连精神都有些失常，脾气也变得火爆，压力长期得不到释放，很容易患上抑郁症。这就是为什么现在有那么多人想不开甚至自杀了。

当我们走进大自然时，会感受到从未有过的安静与静谧，似乎大城市的纷纷扰扰已经远离我们，我们再也不用想那么多的事情，承受那么多的压力了，每天剪剪花草、沿街走走，感受着天上的飞鸟，周围随风摇曳的花草树木，潺潺流动的溪水、河流，河下欢蹦乱跳的鱼儿，身心就会得到从未有过的放松。即使在晚上睡觉的时候，我们也不会听到窗外的汽笛声，周围一片安静，只有偶尔一两声狗叫。关上灯之后，不会再有光亮照进屋内，在这样的环境下可以促进你安眠，提高你的睡眠效率，第二天早上醒来之后一身轻松、头脑清醒。

条件允许的话，还是应该在山村里安个家，享受着大自然带给你的一切：清新的空气、安静的夜晚、纯天然无污染的泉水、野果、野菜……这些对于养生保健、美容养颜、延年益寿来说大有帮助。

顺应四时，与自然规律吻合

顺应四时为中医养生之重要原则，春、夏、秋、冬的气候条件不同，人体状态也不同，因此人的生活方式也应当顺应四时进行调整，美容养生在不同季节所强调的重点也不同。孙思邈就非常重视四时养生。《千金方》之中有云："天有四时五行，寒暑迭居。和为雨，怒为风，张为虹霓，天常数业。人之四肢五脏，一觉一寐，吐纳来注，流为荣卫，章为气色，发为声音，人常数也。"

一年之中，阳气有生、长、收、藏之特点，因此人也要根据阳气的生长变化来调整机体活动，顺应自然，让人体和自然界达到阴阳平衡的状态。

在古人看来，万物都有其生长规律，气候也是如此，古人根据气候特点把气候划分成春、夏、秋、冬四季，认为春季万物始生；夏季一片生机，万物生长旺盛；秋季硕果累累；冬季隐藏蓄积力量。古人将四季生长规律总结成：春生、夏长、秋收、冬藏。季节不同，对人体的影响也不同，下面就来为女性朋友们介绍一下不同季节的养生要点。

一、春季

春季万物生发，从中医的角度上说"春补肝"。肝可确保全身气血畅通。很多女性朋友到了春季时没有缘由地情绪不好，双目胀痛，此即为肝脏功能失调。调养肝脏应当由情志出发，注意调节自己的情绪，让自己变得开朗、豁达。有不顺心的事情要懂得发泄自己的情绪，到大自然中散散心。

春季起居遵循"夜卧早起，广步于庭"。"夜卧早起"的意思就是说，晚上晚点睡，早上早点起，这里说的晚睡是相对于冬季来说的，大概晚上11：00左右睡，早上5：00～7：00起床。春季阳气上升，夜卧早起利于人体阴气之闭藏，气血之恢复。"广步于庭"即经常到外面散步，慢慢活动，利于人体阳气生发。

午时人体阳气最盛，阴气开始生发，为阴阳转变的时刻，此时应当小睡一会儿，顺应天时，让精神得到勃发。

春季时要注意"春捂"，尤其是我们的腿脚，容易受寒邪侵袭，我们的上半身属阳，可以逐渐减掉上衣，进而适应春季乍暖还寒。

春季时人体各部分机能活跃，肌肤从干燥逐渐变得润泽，此时皮脂腺分泌逐渐旺盛，因此此时不宜使用油性成分含量高的面霜。无论是何种肤质，春季都应当注意做好肌肤补水保湿。对内：多喝水来滋润肌肤，也可以喝些新鲜的果蔬汁；对外：使用补水保湿的清爽型护肤品，以保持毛孔畅通，以免灰尘和油脂混合，诱发肌肤问题。

《千金方》中提到"春七十二日，省酸增甘"，意思就是说，春季要少吃酸性食物，以免让肝火更加旺盛，伤及脾胃。春季可吃些性味平甘食品，多吃些温补阳气的食物，如蒜、韭菜。

二、夏季

夏季天气炎热，万物一片峥嵘，阳气最为旺盛，从中医的角度上说"夏补心"。人体之血液、经脉皆由心主导。盛夏时气血跑到外面，里面气血就会相对缺乏，易生气发火。此时应当注意保持平和的心态，切忌怒气冲天、情绪激动，逐渐释放炎热导致的烦躁，以免"心病"的发生。

夏季应当"晚卧早起，无厌于日"，意思就是说，夏季要晚一些入睡，早一点起床，跟着太阳走，利于人体阳气之生发。夏季可以适当晒晒太阳，有益于身心健康。

夏季室内要保持清凉，早晚气温较低，适合通风换气，中午气温较高，应当关好门窗，防止热气进入室内。即使室内安装了空调，室内温度也不能低于25℃，或是和室外温差不能超过5℃，否则，汗会被闷回去，身体之浊气无法发泄出来，导致阴阳之气伤及阳气，诱发疾病。

如果夏季排汗量太大，皮肤代谢易失去平衡，此时皮肤的清洁就显得非常重要，每天清洁2～3次皮肤，使用刺激性小的清洁品，用温水清洁。夏季时应当增加皮肤补水，进而增加皮脂水分、弹性，提高皮肤抵抗力。

夏季皮脂分泌太多的女性不宜用油脂高的护肤品，不过也要适当补充一些油脂，进而保湿。夏季化妆的时间不能太长，3～6小时后及时卸妆。

饮食上，多吃些新鲜果蔬，如西瓜、西红柿、黄瓜等，利于皮肤恢复代谢平衡。夏季皮肤最大的危害因素是紫外线，易诱发黄褐斑、日光性皮炎。因此，外出时应当做好防晒工作。

三、秋季

秋季时硕果丰收，从中医的角度上说，"秋补肺"，秋季湿气、燥气都非常重，易在体内化成湿热，阻逆于肺。有些女性朋友看到万物凋零会"悲秋"，而秋季最忌"悲"，会伤及肺脏。

秋季起居应"早卧早起，与鸡俱兴"，这句话的意思就是说，秋季要早点睡，早点起。秋季阴气渐长，阳气逐渐衰弱，白天变短，夜晚变长。秋季最好在晚上10：00 ～ 11：00入睡，这样人体气血才可顺应时节逐渐储藏于体内。

民间素有"秋冻"之说，也就是说，避免早早地穿的太厚，防止汗液蒸发耗伤身体之阴津，利于阳气收敛，抵御冬季之寒气。

秋季气候干燥，而且由于温差大，导致皮肤抵抗力下降，容易感染细菌，所以要注意清洁皮肤，选择杀菌性好、清洁度高、弱酸性洁面膏。秋季皮脂腺油脂分泌量大，水分蒸发快，面部易紧绷，因此应重视保湿护理。而且要兼顾早晚温差，白天用些清爽、防晒的保养品，晚上用些保湿护肤品。

秋季要多吃些可滋阴润燥的食物，如银耳、梨、蜂蜜等，少吃辛辣之品，如辣椒、葱等，多吃酸味食物，如山楂、醋，可防止肺气过盛。

四、冬季

冬季万物凋零，人体阳气潜藏，新陈代谢水平较低，需要依靠肾来推动生命活动的过程，此时应当敛阴护阳。肾藏精，因此冬季应当节制房事，注意休息、静养。

冬季起居遵循"早卧晚起，必待日光"的原则，意思就是说，冬季的睡眠时间稍微长些，要早些睡觉，等到太阳出来之后再起床，这样有利于肾气之内藏。

冬季应当做好保暖，这样才利于气血之畅通，千万不能"要风度不要温度"。冬季气候干燥，气温低，湿度小，皮脂分泌少，皮肤易因为丧失水分而变得干燥，甚至长出皱纹，应当减少热水洗脸的次数，防止皮肤油脂保护膜被清洗掉。洗过脸后，及时在皮肤上涂些油性保养品，唇上也要涂抹些润唇膏。经常做面部按摩，促进面部血液循环。冬季皮肤代谢迟缓，此时用一些有美白功效的护肤品能改善肤色不均。

冬季应当吃些可保阴潜阳的食物，多吃热食，忌食生冷，多吃有温补阳气之功的膳食，如韭菜、木耳、羊肉等。

滋阴，女人养颜不可少

如今，很多从事办公室工作的女性都表现出以下症状：盗汗、口干舌燥、手足心热、肤色黯淡而没有光泽。可能原本肌肤水润，却由于长时间在电脑前工作，受辐射、劳累过度而从水灵人儿变成个干枯人儿，想要重新变成了水灵的美人，还得从滋阴开始。阴虚会导致营养不良，不仅身体健康大打折扣，就连肌肤状况也会大受影响。

体内阴气不足，人就会变得消瘦，易口干、便秘。也就是说，体内的虚火耗伤了大量阴液，机体失去濡润和滋养，再加上阴虚无法制阳，导致热能大量损耗，身体得不到正常能量供给，瘦美人们常常虚热、干燥、燥扰不宁。

喝水能够补充体内阴液，因此提醒此类女性平时要多喝些水，饮食上吃些甘凉滋润、生津养阴之品，如新鲜果蔬。尽量吃得清淡一些，少吃肥腻燥热之品和辛辣油炸之品。因为这些食物都会耗伤女性体内的阴液。同时，参茸、羊肉等滋补之品也不宜食用。

阴虚内热的女性朋友烦躁不安的时候应当想办法让自己静下来，因为"静则生阴，动则生阳"，因此阴虚女性应当静心养神，可以练练瑜伽，调息养神，减少内热。

最后为女性朋友们推荐几种滋阴食物。

鸡蛋：鸡蛋中营养丰富，有补中益气、养肾益阴之功，因此经常吃鸡蛋能强身健体、预防衰老、滋阴美肤。

鹌鹑蛋：性平，味甘，可补气养血、滋润肌肤、强身健脑。

玉竹：性平，味甘，有养阴润肺、益胃生津之功。

女贞子：性平，味甘、苦，有补肾滋阴、养肝明目之功。

最后再为女性朋友们推荐几款源于《千金方》的滋阴药膳：

一、枸杞煎

《千金方》称此方"补虚羸，久服轻身不老，神验"。

组方：湿枸杞子 500 克，米酒 1500 克。

用法：取适量鲜枸杞和米酒一同煎煮至熟，之后取出枸杞，留下液体；枸杞清洗干净之后晒干，研成细末，之后和前面的液体混合在一起熬煮成膏状，调入适量蜂蜜，每天早晚分别服一勺，用温开水送服。

功效：枸杞气味甘平，是平补肝肾的佳品。此方出自药王孙思邈，不过用法进行了改良。临床证实，此药不但能提升体质，还能够治疗肝肾阴虚引发的头晕目眩、腰膝酸软、须发早生、消渴等。

二、地黄小煎

此方出自《千金方》，原文是这样叙述的："五劳七伤，羸瘦干削，久久常服，弥有大益，瘦者肥充。"

组方：干地黄末 500 克，蜂蜜 250 克，猪脂 500 克，芝麻油 250 克。

用法：把上述材料一同放入锅中，开小火煎药，至浓缩成膏状，等到冷却之后做成指头大小的丸剂。每天早晚分别服 2 粒，用温开水送服。

功效：此方常用来治疗阴虚液燥之症。干地黄为补肾阴之品，和润燥、治肝肾不足的芝麻油配伍，养阴益血之功更甚；蜂蜜甘平润肺养胃、益气生津，猪脂可通大便。此方有养阴润燥之功，适合皮肤干燥、头发枯损早白的女性服用。

补阳，别让"水"美人冻成"冰"

在我们的身体中有个"小太阳"，可以为我们的生长发育过程提供充足的能量，可生活中有很多女性偏偏缺乏它的温暖，一年四季手脚冰凉，畏寒怕冷。贾宝玉曾经说过："女人是水做的。"可这样的女人却好似冰霜一般。

提起"补阳"，可能多数女性朋友会想到男人，很难联系到自己，岂不知，女人也是需要补阳的。

怕冷的女人大都是阳虚体质，和阴虚一样，是一种阴阳失衡的表现，只不过二者的表现刚好相反。

阴气主寒，阳气主热，阳虚则阴盛，阴盛则人体产热不足，寒由内生，因此冷美人比其他女人更怕冷，体温更低。

阳虚女人最主要的特点就是怕冷，手脚冰凉。刚到初冬，此类女性朋友就已经穿上了厚厚的衣衫，却仍然瑟瑟发抖。此类女性肾中元气不足，畏寒怕冷，特别是背部、腹部和下肢，通常体型略胖，特别是食欲好的女性朋友更容易发胖。

人体中的阳气就相当于自然界之中的太阳，若缺乏阳光，万物之生机也会消失，人也如此，阳气不足，肢体脏腑失去温煦，就会处在寒冷状态，在身体中形成寒气，寒气逐渐沉积。若身体受到寒气侵袭，气血就会瘀阻，导致"寒凝血滞"。寒气停留于关节处，就会关节痛；停留在脏腑，就会脏腑瘀肿；停留于经络，就会气血不畅，导致四肢冰凉，甚至周身代谢出现问题。

阳虚的种类很多：肾阳虚会导致腰酸、尿频；脾阳虚会导致食欲下降、大便溏稀；心阳虚会导致心胸憋闷、心悸心慌、失眠多梦。

阳虚女性的关键就是补阳，从中医的角度上说，肾为阳气之根，所以，人体中的生机都要依靠肾中元阳，阳虚女性畏寒怕冷主要因为肾阳不足所致，因此冷美人不仅要补肾温阳，还应当调补好脾阳和心阳。

那究竟怎么做才能补好冷美人的这几处"阳"呢?

一、善于调节自己的情绪

阳虚的女性容易情绪低落、悲伤，而悲属阴，越是悲伤就越容易消耗身体中的阳气，加重肾阳虚。所以，阳虚女性一定要懂得调节自己的情绪，尽量保持愉悦的心情。多与身边人交谈，进而消除不良情绪对自身的影响。

二、多晒太阳

阳虚女性大都手脚冰冷，畏寒怕冷，不耐寒，而适度的阳光照射利于提升其抵抗力，因此阳虚女性应当在晴天时进行日光浴，每次进行15～20分钟，为身体储备能量。到了冬季，可以适当进行艾灸，主要艾灸穴位包括关元穴、肾俞穴、太溪穴等，或是泡泡温泉，蒸蒸桑拿等。而且，阳虚的女性还应当注意做好防寒保暖工作，暖则阳通，即使是在夏季，也应当少吹风扇和空调，保护好自己的小腹和腰骶部。因为小腹为子宫所在之处，受寒后易宫寒，会影响日后的生育；而腰骶部受寒会伤及元阳。

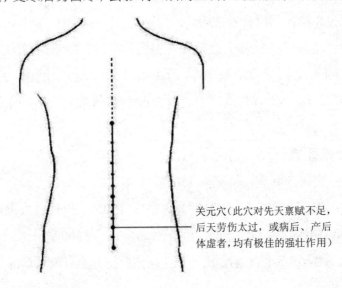

关元穴(此穴对先天禀赋不足，后天劳伤太过，或病后、产后体虚者,均有极佳的强壮作用)

三、避免熬夜

阳虚的女性千万不能熬夜，因为熬夜会伤害到阳气，很多熬通宵的女性朋友都有这样的体会，前一天晚上熬夜，第二天就会面容憔悴，非常疲惫。熬夜时所做的每件事都会伤害身体之阳气，而这个时候本该护卫身体之阳气。阳气严重受损，身体健康也会跟着受影响，必须在晚上11：00以前进入深睡眠状态。

四、夏季驱寒

阳虚女性最受不了冬季的寒凉，很多时候，想尽办法都不能驱走身体内的寒冷，因为阳虚和外界寒冷夹杂在一起。

夏季为改善阳虚体质的最佳时机，因为夏季阳光充足，身体可借助太阳之火驱除出体内的积寒。阳气衰弱，身体缺乏推动力的女性可采取这种方法。

五、千金方中的补阳药膳

1. 无比薯蓣丸

组方：薯蓣60克，苁蓉120克，五味子180克，菟丝子、杜仲各90克，牛膝、泽泻、干地黄、山茱萸、茯神、巴戟天、赤石脂各30克。

做法：将上述药物研磨成粉末后用蜂蜜制成绿豆大小的丸剂，每天早晚分别服8粒，用温开水送服。

功效：菟丝子、杜仲、巴戟天有益肾助阳之功，孙思邈认为，服此方能"令人健，四体润泽，唇口赤，手足暖，面有光悦，消食，身体安和，声音清明"，因此此方有抗衰老之功，改善面色黧黑、肌肤干燥、唇干手足冷等。

2. 小鹿骨煎

组方：鹿骨500克，枸杞根150克。

做法：先用2000毫升水熬鹿骨，熬至1000毫升时放入枸杞根，而后倒入300毫升水继续熬，一段时间之后，再次倒入300毫升水，每天3次。

功效：此方中的鹿骨可壮阳，枸杞根可滋阴，适合阳衰阴弱的女性服用。

痰湿，当心身体"发福"

津液为人体的重要组成部分，脏腑经络、四肢百骸皆需津液之润泽，津液和人体器官系统之间有着密切关系，津液所能达到的地方都可能产生疾病。《千金方》之中有云："大凡水病难治。"由此我们不难看出，津液失调引发的疾病是难治愈的。有时候，肥胖也可能是机体水液代谢出现障碍所致，所以女性朋友们想维持自己的身材，必须懂得调节自己身体中的"水"。

有的女孩儿怎么吃都吃不胖，可有的女孩儿却连喝口水都会长胖，其实这些都是"水"在惹祸，若不希望自己身材臃肿，一定要改变自己的体质。

痰湿体质的女性比其他体质的女性更易发胖，因此有句俗语叫"瘦人多火，肥人多痰"。阴阳之间本相互制约，也正是因此，人体才能均匀发育。身体肥胖的女性本就阳气虚、痰湿重，因此肥胖的女性大都本虚标实。

在我们的身体内，约有 70% 的水分，我们的脏腑器官、细胞组织均浸泡于水中。无论是雨淋、潮湿环境等所致的"外湿"侵体，还是饮酒、过食生冷、疾病等导致的"内湿"，均会导致人体脏腑经络、阴阳失调，气血津液运化失调，进而形成痰湿体质。水太多或进出不畅、分布不匀，于人体中异常存积，再加上阳气煎熬，炼液成痰，就成了污浊之物。痰湿容易导致代谢异常，而且阻塞经络，阻碍气血循环，诱发血瘀、气虚等，进一步阻碍津液之运行过程，久而久之形成恶性循环，因此很多时候胖子都是越长越胖的。

痰湿为人体中必须调理的污浊之物，它会到处流窜，诱发各种疾病，很多时候，我们出现的腰痛、眩晕、单纯性肥胖等均可能痰湿所致。肥胖是痰湿体质者最担心的症状。

身体肥胖的女人美容减肥的关键就是温阳化饮，人体中的水本应当畅通，如同一条河流，上游归肺掌管，中游归脾脏掌管，下游归肾脏掌管，三脏配合，即可让河流畅通，水液代谢顺畅。其中最关键的水利代谢枢纽是脾脏，一旦脾健康受损，水谷精微就会以痰饮水湿病态形式聚集在体内。脾主肌肉和四肢，脾虚，痰湿就会泛溢肌肉和四肢，因此易发胖的痰湿女性应当注意照顾好自己的脾脏。

那么痰湿女性要怎么做才能改善自己的体质，进而保持窈窕的身材呢?

一、调养脾脏

脾胃可升清降浊，因此调养脾的同时要养护好自己的胃，平时饮食中吃七八分饱就可以了，否则会加重脾胃负担。适当运动也有助于养护脾，散步可养脾健胃，增强食欲，畅通气血。经常揉腹也是非常不错的养脾方法，能够促进脾胃运化、营养吸收，方法就是仰卧在床上，肚脐作为中心，沿着顺时针方向旋转按摩10次。

二、适度喝水

有的女孩儿想通过大量喝水去减肥，其实这种做法并不科学，尤其是痰湿体质的女性，更不能大量饮水。过度饮水可能会超出肾脏的承受范围，导致人体盐分大量流失，细胞水肿，不仅不能减肥，还会让人头晕眼花、虚弱无力、心跳加速，甚至出现意识障碍、昏迷。实际上，一个人一天喝七八杯水，让体内水分摄入量和消耗量相平即可。

三、少食肥甘食物

痰湿体质的女性大都喜欢吃肥甘厚味食物，甜味、油腻食物会加重体内的痰湿，应当多吃些健脾利湿、化痰祛痰食物，如冬瓜、紫菜、蚕豆等。

四、远离潮湿环境

痰湿体质的女性不适合居住在潮湿的环境中，会加重体内痰湿，特别是阴雨天，应当避免淋雨，以免湿邪侵袭。冬季时晒好被褥，防止湿气太重。若家中衣柜潮湿，应当想办法除湿。

五、《千金方》中的祛除体内痰湿的食疗方

1. 橘皮汤

组方：橘皮、麻黄各9克，干紫苏、柴胡各6克，宿姜、杏仁各12克，石膏24克。

做法：取1000毫升水分成2次煎药，先煎石膏，连续沸腾几次之后放入其他药一同煎汁，每天3次。

功效：此药方有祛痰理气、宣泄肺热之功，虽然方剂之中的橘皮、杏仁、紫苏等均为平和之品，不过善于理气、祛痰，祛痰即可畅通气机，理气即可协助祛痰。

2. 半夏汤

组方：半夏、宿姜各24克，杏仁15克，细辛、橘皮各12克，麻黄3克，石膏21克，射干6克。

做法：取1000毫升水，分成2次煎药，先煎石膏，连续沸腾几次之后放入其他药同煎，每天3次。

功效：此方以驱除痰湿为主，还有平喘止咳、清热之功，对痰湿引发的单纯性肥胖也有一定的功效。

女贞子，滋阴而又不上火

如今，随着养生保健意识的深入，很多女性朋友吃起了保健品，因为部分保健品一直宣传自己有"排毒美容""瘦身""驻颜"等功效，而保健品真的能做到这些吗？

从医数年，我遇到过不少女孩儿，她们对于自己身上表现出的症状表示疑惑。比如，有的女性已经二三十岁了，却仍然长出了大量青春痘；有些女性莫名其妙地觉得恶心，没胃口，心烦气躁，睡眠质量变差。仔细询问后我才得知，她们出现的症状都是吃保健品引起的。

多数保健品偏温，药性偏补，再加上现在的保健品市场非常混乱，部分不法商贩甚至在保健品中添加激素成分，一开始吃觉得效果不错，连续吃上一段时间之后却会表现出异常。比如，有些保健品刚开始服用的时候皮肤嫩滑、面色红润，胃口也不错，可连续服用一段时间之后，面部、背部、胸前增出许多赘肉，后悔莫及。这还算轻症，严重的话甚至会降低自身免疫力，不小心摔个跟头就折了一根骨头，西医称其为骨质疏松症。实际上，这都是短时间内摄入保健品中的激素过量引发的毒副作用。

即使你所服用的保健品不含激素也可能存在一定的药性，并非所有体质的女性都能服用，有的女性舌尖如同熟透的草莓、舌苔少，身体中原本就有火，服下保健品后相当于火上浇油，不但会长痘，还会导致牙龈肿痛、嗓子痛、便秘等，因此本身体内就有实火的女性朋友是不宜服用温补的保健品的。

有的女性朋友追求骨感美，在这个瘦的过程中经历了千般"磨砺"，到最后虽然瘦了下来，身体却不适了。本就阴虚的女性会因为减肥瘦身而生湿，舌头旁边出现很多齿痕，舌苔厚腻，体内湿热过重，白带增多。发现这些女性异常主要是因为她们来看带下病，仔细问诊之后才明白是保健品助湿生热所致，所以，对于白带异常的女性我一般不提倡她们服用保健品。

询问老一辈的女性，她们很少患这病那病，那些保养得非常不错的婶婶、奶奶们最多也就是喝点蜂蜜，吃点红枣，要么干脆冲上一杯红糖水。

可能有的女性朋友会问，既然不能吃保健品，那要吃什么才能让自己拥有悦人悦己的容颜呢？

我想生殖内分泌激素这个词语大家并不陌生，简称为内分泌，女性是否衰老关键就是看内分泌的状况。从拥有生育能力，到失去生育能力，再到衰老，都是生殖内分泌激素在操控，而女贞子就能够调理女性身体之中的这个"无形之水"。

女贞子属于一种补阴药，入肝肾经，专门补充身体中的元阴，即肝肾之阴，能够让头发变黑、眼睛变亮，而这些皆为肾精充足的表现。

女贞子的服用方法非常简单，取半斤女贞子，研成细末之后每天取七八克冲服即可，饭后、临睡前服用均可。

很多患者在用女贞子代替保健品之后觉得精力充沛，身上的疾病如高血压、视物模糊等都有所改善。糖尿病患者可以服用女贞子，因为它并不会导致血糖上升。

少食热辣之品，温补才是硬道理

很多女性朋友来月经以前会变得烦躁，鸡毛蒜皮的小事都能让自己"火冒三丈"，看什么都不顺眼，常常发脾气，并且还会觉得头痛。有的女性经前会流鼻血、牙龈出血，甚至嗓子发咸，莫名地呕出血来。

经常有患者到诊所问我这正不正常，当然不正常，这主要为伤热所致，是一种病态，而且，热还会导致女性月经过量，小便痛，孕期子痫、哺乳期易生褥疮、阴疮，因此女性热伤也不能忽视。

月经时心烦、爱发脾气、头痛，为热扰神明，神明为"清明之府"，说的就是大脑。伤热时头部反应最为强烈，牙龈、鼻腔中的毛细血管非常脆弱，在热的刺激下易破裂出血，即中医上提到的鼻衄、齿衄、吐衄。

热邪和寒邪一样，会选择人体最弱时入侵，女性有三个阶段身体虚弱：

月经期、孕期、哺乳期。

如今，很多女性都可称得上是"辣妹子"。随着川、湘菜在全国各地的广泛分布，越来越多的人爱上了辛辣食品，月经期吃大量辛辣刺激之品会伤热，导致月经量增多，经期从原来的四五天延长到七八天，甚至十天半月；怀孕时孕妇担心自己会着凉，捂得严严实实的，摄入大量高热量食物，导致生子烦、子痫、子烦、子满等，而且还会由于营养过剩导致胎儿肥大，无法顺产，孩子生下之后体热毒盛，容易出现湿疹、毒疮等。

哺乳期的女性怕凉，特别是坐月子的时候，不能洗澡擦身，屋里封的严严实实的，很容易生褥疮，产后发热也就不是什么新鲜事了。此外，母体在这种情况下容易发热，奶水也会夹热，孩子吃下这样的奶水会影响身体健康。

女性虽畏寒，但却要少食辛辣之品。行经期间可吃些温性食物，如桂圆、枸杞等，温能确保月经正常，免受热邪侵犯，热会导致月经不正常，诱发疾病。女性怀孕时只要体温恒定，则无须刻意保暖，以免伤热。

女性伤热和伤湿、伤寒一样，会表现在舌苔上面，伤热时舌苔少、红，甚至舌体通红，若伤热时未能及时防治，热袭脏腑，舌苔就会从红变黑。

女性在判断自己是否伤热时应当根据舌苔、大小便、月经、头痛等症状，及早诊断，及早治疗，以防为主。伤热时可以服用一些有清热之功的药物，如金银花、蒲公英、菊花等，效果佳，价格低廉，可煎汤服用，也可泡饮。

其实，哺乳期的女性也不应当"与世隔绝"，应当打开窗户通风透气，只要别让风直吹自己就好了。

第二章

调养好气血，女人最简单的健康美容方法

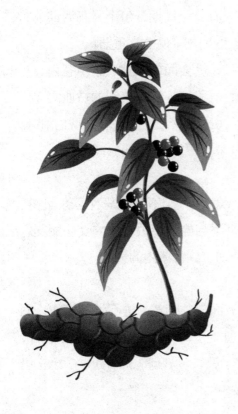

血为女人之根本，血好，则面色红润

为什么有的女人面色红润如桃花,而有的女人面色却是"腊八黄"。《千金方》之中认为，女子以"血"为生命之依托，这就是所谓的"以血为本，以血为用"，若血液不充足，身体就会变得虚弱、多病。

人体为"血肉之躯"，身体内的血液充足，皮肤才能变得红润，面部有光泽；肉实，肌肉才会发达，体型才能健美。对于女性朋友们来说，重要的无非是美丽的容颜、窈窕的身材，而想要拥有这一切，应当从养血入手。

女人和男人最大的不同点就是女人有月经周期，每个月来月经的时候都会耗费大量的血液，所以血对于女性朋友来说非常重要。

一旦女性朋友没有养好自己的血液，就会面色萎黄、唇甲苍白、头发干枯、肢涩、头晕眼花、身体乏力、气急，这就是典型的贫血之症。有的女性朋友甚至会因为贫血而早早地生出皱纹，牙齿早脱，出现白发等。那么女人究竟应该怎么补血呢？下面就来介绍几种简单的补血之法。

一、适当的运动

饭后可以去散散步,没事练练瑜伽、太极拳等,不能做剧烈运动。此外，中医认为"久视伤血"，因此长时间从事与电脑相关工作的女性朋友应当注意保护眼睛，避免由于过度疲劳而伤害到身体内的气血。

二、经络按摩法

常见的经络按摩之法：按摩头部、面部、脚部，进而消散瘀血，同时坚持按摩、艾灸关元穴（位于脐下 3 寸处）、气海穴（位于人体下腹部，直线连接肚脐和耻骨上方，将其分成十等分，从肚脐 3/10 处）、足三里

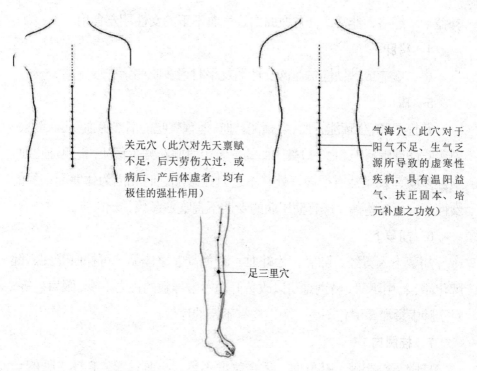

关元穴（此穴对先天禀赋不足，后天劳伤太过，或病后、产后体虚者，均有极佳的强壮作用）

气海穴（此穴对于阳气不足、生气乏源所导致的虚寒性疾病，具有温阳益气、扶正固本、培元补虚之功效）

足三里穴

穴（位于外膝眼下 3 寸，距胫骨前嵴 1 横指，胫骨前肌上）、三阴交穴（内踝尖直上 3 寸，胫骨后缘）等，都能够在一定程度上延缓衰老。

三、食物补血法

女性朋友平时可以吃些补血食物，下面就来简单地为大家介绍几种。

1. 乌骨鸡

甘温，可补虚损、养阴血，大补气血，是补血益阴之佳品，适合阳虚、气血双亏的女性食用。

2. 芝麻

入肝、肾、肺、脾经，可补血明目、生精通乳、益肝养发；富含卵磷脂，能够预防头发早白、早脱，保持头发秀美，并且可以润泽肌肤，促进人体恢复青春活力。经常吃芝麻能够促进肾生血、肝藏血、脾统血之功。

3. 红枣

红枣有养胃健脾、补血安神之功，还可滋润心肺、调和营卫、通关开窍、补益十二经络，非常适合贫血面白、气血不正的女性朋友食用。

4. 猪肝

患血虚症或缺铁性贫血的女性朋友平时可多吃些猪肝炒菠菜。

5. 藕

藕性温和，生藕能止血，熟藕能补血。莲藕生吃能清热凉血、止血散瘀，熟着吃能健脾胃、养血。口鼻出血的患者可急服新鲜生藕汁，能迅速止血。女性多吃莲藕虽然有很多好处，不过月经来潮之时和因为体寒而痛经的女性不宜生食莲藕。患有糖尿病的女性不宜吃熟莲藕、藕粉等。

6. 胡萝卜

胡萝卜入胃经、肺经，为补血、改善肾虚之佳品，可补血养肝、健脾化滞、补中下气，特别是可以改善肝血亏虚导致的视力下降、眼盲症等，对于脾虚食滞、消化不良、呃逆均有不错的疗效。

7. 桂圆肉

桂圆可益心脾、补气血，适合气虚不足、心血亏虚、心悸失眠的女性食用；对于心脾气血双亏、面色无华、疲乏无力、食欲下降、便溏的女性来说，可以同桂圆、红枣一起熬粥。记忆力衰退、睡眠质量不佳，易恐惧，则为心血不足所致，可取等量桂圆和白糖，桂圆捣烂之后与白糖一同搅匀，隔水蒸熟，每天早晚分别用温开水送服 1 小勺。

8. 黑豆

黑豆可益肾生髓化血，还能够提升脾胃运化之功，非常适合肾虚、血虚的女性食用，常食能防老抗衰，增加活力。

9. 黑木耳

黑木耳有养阴补血、润肺明目之功。

10. 红糖

红糖有益气补血、健脾暖胃、缓中止痛、活血化瘀之功，红糖性温，适合畏寒怕冷、体质虚寒的女性服用。不过，因胃炎、胃溃疡而出现胃痛的女性，患有糖尿病的女性均不宜多食红糖。

血瘀面生斑，血行通畅面红润

脸上长斑会严重影响女性朋友的容貌，可多数女性虽然关心自己的容貌问题，却并不会太在意这种事情，而是涂抹些化妆品将其遮掩。实际上，很多女性长斑皆为血瘀所致，为体质不正常的表现。中医上提到的血包括血液、高级神经系统的很多功能活动。

人体是个血肉之躯，血液充足、流畅，肌肤才变得红润、有光泽。所以，血瘀体质的女性朋友一定要学会调血。

一般来说，血瘀体质的女性舌紫暗、有瘀点、痛经、肤色晦暗、色素沉着较深、易长斑、口唇黯淡、舌下脉络紫暗或增粗、健忘、烦躁、各种痛症、不耐严寒、多数干性皮肤、肤色暗、易生雀斑、黑眼圈。

经脉之血若运行受阻，瘀滞不前，就会在经络或脏腑中形成凝滞，如同河道受堵，无法满足全身养分需求。这个时候，微细血管循环自然不好，皮肤含氧量也会降低，这就是为什么血瘀的女性面色常常晦暗无光。而且，若血管瘀阻不通，里面的坏死细胞排不出去，脸上肯定会长斑。有句话叫："通则不痛，痛则不通。"因此，面上长斑的女性一般也会痛经。

从中医的角度上说，血瘀体质可能为寒、热、气、血所致，寒冷，则血液凝聚，热则血液黏稠，因此女性朋友们要注意增减衣物，调养内环境；血虚、外伤为另一诱因。中医经常会气血同讲，因此调血应当先治气。

血瘀女性美颜的关键之处就是活血，人的血、经脉皆由心主导，因此女性朋友一定要保养好心，这样才能将血液送至全身。血瘀体质的女性还应当保护好自己的肝，肝主藏血，疏泄气机，气机畅通，则血液畅通。

现代的女性朋友的压力越来越大，无论是生活还是工作，都会影响到人的情绪。当人承受着巨大压力之时，就会分泌肾上腺素，久而久之，内分泌就会失衡，新陈代谢被破坏，皮肤营养供应变缓，色素母细胞变得活跃，面部色斑变得多而重。

保持积极乐观的情绪，将压力变为动力，避免生闷气、久坐办公室，严格控制上网的时间，即可畅通气血，营卫流通，利于祛斑、改善血瘀体质、有利肝之疏泄。

适当饮用葡萄酒，即可活血化瘀，不过饮酒量不能过多，月经期间也不宜饮酒。《千金方》之中提到："冬服药酒两三剂，立春则止，终身常乐，百病不生。"并且要少食寒凉收敛之品，多吃能活血化瘀之品，如山楂、桃仁、醋、玫瑰花茶、丹参、当归等，采用活血化瘀之品煲汤即可帮血瘀女性祛斑。

血瘀女性应当活动全身各个关节，做些能够帮助气血运行的运动，如舞蹈、太极拳、足部按摩等。

下面就来为女性朋友们推荐几款《千金方》之中的治疗血瘀之方。

一、桃仁汤

组方：桃仁、朴硝、牡丹皮、射干、土瓜根、黄芩各9克，芍药、大黄、柴胡各12克，牛膝、桂心各6克，水蛭、虻虫各9克。

用法：把上述药材放入锅中，倒入适量清水煎汤，每天服用2次。

功效：此药方以桃仁为主，可破血祛瘀，是清热通经的要方，能够治疗月经不调、痛经、盆腔炎等症。

二、丹参丸

组方：丹参、杜仲、牛膝、断续各90克，桂心、干姜各60克。

用法：将上述药物研磨成末，加入适量蜂蜜制成绿豆大小的丸剂，每天服3次，每次服10粒。

功效：此药方适合多种血瘀症，无论是肾虚、骨疏、寒湿内侵引发的血滞，久坐导致的血流不畅，皆可服用此方。此方能够提升强心之收缩力，通调经脉，进而活血化瘀。

气血为美人之根本，细嚼慢咽盈气血

气血为脏腑化生而得，而脏腑需要气血常养以生精、化气、生血。血属阴、气属阳，气血之间是对矛盾体，保持平衡才可正常运行。并且，气血相连，少之一方则无法发挥其功效。人体的健康长寿、美丽容颜都和气血之滋润有关。

气血为人体之基本物质，和人体之精神状态有着密切关系，气血充盈，人体才能精力充沛、记忆力良好、思维活跃、应变力强，不仅能让女性容光焕发、神采奕奕，而且可以让女性拥有超群的智慧。

女性一生之中要经历经、孕、产、乳四个过程，而这些均以血为本，月经之时需要充足的血液，而妊娠之时需要血来养胎，产后哺乳需要血液化乳汁。并且，气血还和经络、精、津液之间有着密切关系，由此我们可以看出，养气血能够兼顾到很多方面。

气血会随着人年龄的增长而逐渐衰退，气血亏虚之后，容颜也会渐渐褪去，也正是因此，孙思邈才非常重视通过补气血来调养身体、美容的方法。

从一个人的外在表现即可判断其气血状况。眼睛巩膜浑浊、发黄、血丝多，即"人老珠黄"，说明体内气血不足；或皮肤粗糙、暗黄、发青、长斑；或头发干枯、分叉、脱落，甚至牙龈萎缩，牙齿间隙变大，常常塞牙，均说明其体内气血不足。从一个人的手上也能看出其气血状况，若是一个人的手指指腹扁平、薄弱，鱼际处萎缩，没有弹性，说明这个人正逐渐趋于气血亏虚。教给大家一个简单的补足气血的方法——细嚼慢咽。

现代女性的生活压力非常大，生活节奏太快，一天到晚忙忙碌碌，吃饭的时候拿起点食物匆忙地塞到口中，狼吞虎咽吃下去之后急匆匆地拿起皮包去上班，有句老话说得好："吃得慌，咽得忙，伤了胃口害了肠"，这就是为什么现在有那么多女性朋友患上了胃肠疾病。

细嚼慢咽能促消化，减轻胃肠负担，嚼的越细碎，消化的就越充分，进而提高营养吸收率。古语有云："吃饭须细嚼慢咽，以津液送之，然后精味散于脾，华色充于肌；粗快则只为糟粕填塞肠胃耳。"现代医学研究证明，一口食物嚼 30 次是最好的，能够增加唾液分泌，不但让食物和唾液充分搅拌，还能中和食物内过多食盐等有害物质，让食物中的致癌物转化成无害物质，进而抗癌。

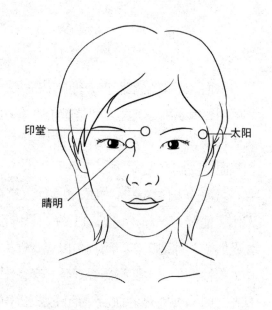

此外，咀嚼的过程能牵动面部肌肉，改善脑部血液循环，提升太阳穴附近血液流动速度，还可放松大脑神经，解除精神紧张。其次，咀嚼时面部血液供应量会增大，表情变丰富，面部毛细血管更加畅通，进而改善面部营养，预防皱纹的生出，让面色更加红润、有光泽、有弹性。

细嚼慢咽不仅能刺激唾液分泌，还可分泌腮腺激素，抵抗机体组织老化。因此，细嚼慢咽即可让你拥有美丽的容颜、窈窕的身材、常驻的青春。

狼吞虎咽易诱发肥胖，多数肥胖的女性吃得并不多，可是吃得很快，食物进入身体中却并未得到很好的利用，进而导致痰湿，诱发肥胖，影响身体健康和美颜。

气为血之帅，气好，女人才能精气十足

《千金方》之中有记载："心劳补脾气以益之，肝劳补心气以益之，脾劳补肺气以益之，肾劳补肝气以益之，肺劳补肾气以益之。"意思就是说，凡母脏虚劳，可以补益子脏之气，子脏之气得到补充之后，母脏之气就会逐渐恢复。

气源于脏腑，在经络之中运行，维持着人体生命活动的过程，人体内脏经络之生理活动、津液于血液之中流动，均需在正常体温下进行。气之运动能为人体提供热量，维持、调节人体体温，让人体保持恒温的状态，进而保持人体中生理活动的正常进行。不过，一旦身体中气的运行过程受阻，身体就会变得虚弱，脸色变得苍白，呼吸变得短促，出现头晕、四肢乏力、动则汗出、声音低微等症。而这些症状的出现和现代女性所承受的巨大压力和不良生活方式有着很大的关系。

那究竟怎么做才能补气养气呢？下面就来为女性朋友们具体介绍几种补气养气之法。

一、不吃或少吃萝卜，尽量不要剧烈运动，以确保精力体力的充足

二、多吃补气食物

可以吃些具有补气之功的食物，如山药，能养阴补肺，补肾固精，益气健脾，适合脾气虚弱、食欲不佳、慢性腹泻的女性食用；栗子，有养脾胃、强肾、舒筋活血、止血之功，适合脾气虚，食欲不佳，反胃，慢性腹泻的女性食用；鳜鱼，可补脾健胃、补益气血，适合脾胃虚弱、食欲下降的女性食用。

三、适当服用补气药物

补气药物包括：人参、党参、西洋参、黄芪、冬虫夏草等。

四、补气药膳

为女性朋友们推荐几款补气药膳。

1. 黄酒炖牛肉

取牛肉 1000 克，清洗干净之后切成块状，放入锅内，倒入适量清水，开大火煮沸，水沸后撇掉上面的浮沫，之后转成小火煮半小时，倒入黄酒、食盐，熬煮至肉烂汁稠，关火，晾凉后装盘即可。

此菜肴有补脾胃、活气血之功，适合虚弱、消瘦、少食、乏力、精神疲倦的女性朋友食用。

2. 黄芪蒸乳鸽

取肥乳鸽 2 只，宰杀后去掉毛、内脏、头、脚，切成块状，放到冷水中泡净血水，沥干水分；黄芪 6 克，切成长薄斜片；枸杞子 6 克清洗干净；水发口蘑 30 克清洗干净；取一干净碗，放入湿淀粉、鸡蛋清 1 个，精盐、料酒、猪油、葱、姜、味精各适量，放入鸽子肉、口蘑搅拌均匀，摊平；枸杞子码于碗内；黄芪放在碗中央，放入笼屉中蒸烂。

此药膳有补气升阳、益肾养肝之功。适合气虚衰弱、倦怠乏力、自汗的女性食用。

3. 莲米苡仁排骨

取莲子 30 克，浸泡一段时间后去掉皮和心，和 50 克苡仁一同放入锅内炒香、捣碎，倒入适量清水煎汁；排骨清洗干净之后倒入药液，放入拍碎的生姜、葱、花椒，熬煮至七成熟，撇掉上面的泡沫，捞出晾凉；把汤倒入另外一个锅中，调入适量冰糖、盐，开小火收汁，放入排骨，烹入适量黄酒，翻炒均匀，淋上少许麻油即可。

此药膳有补气健脾之功，适合脾虚气弱的女性朋友食用。

四君子汤，补气血的佳方

　　"四君子汤"是中国的名方，最早记载于《太平惠民和剂局方》，由《伤寒论》的"理中丸"生出，去掉了原方剂里面的干姜，用性质平和的茯苓来代替，进而驱除大寒、温补中气。四君子汤之中包含着人参、白术、茯苓、甘草四味中药，不热不燥，施力得当，和"君子致中和"之意异曲同工。

　　这个方剂里面的四味药有着独特的性质，此方剂之中的人参甘温，大补肺脾元气，为君药；白术苦温，有健脾燥湿之功，为臣药；茯苓甘淡健脾渗湿，为佐药；炙甘草甘温，有益气和中之功，能调和诸药，为使药。这几味药的药性都较为平和，温而不燥，补而不峻，就像是风度翩翩的四君子，因而得名"四君子汤"。

　　提起四君子汤就不得不提这样的典故：记得有一次，著名医生李时珍路过某镇之时，有个财主拿着郎中开的药方问他："这个方子我吃着无效，您帮我看一下这究竟是怎么回事？"李时珍看了看财主手中的药方，是四君子汤。

　　而后，李时珍又为财主把了把脉，很明显是气虚，应当服用四君子汤。他沉思了一会儿，摊开纸写下四味药：鬼益、杨木包、松腴、国老。他让财主连续服用此药半个月，病症果然痊愈，财主对李时珍千恩万谢："还是您所开的方子灵验啊！"李时珍笑着回答："我给你开的也是四君子汤：人参又名鬼益，杨木包即白术，松腴即茯苓，国老和甘草本为同一味药。"财主听过之后，恍然大悟。

　　四君子汤能治疗脾胃气虚证，还可补气。如今有很多补气健脾方，差不多都是由此方演化出来的。在原方剂的基础上添加陈皮、半夏两味药即为"六君子汤"，有补气祛痰之功，能够治疗脾胃气虚，痰湿，胸脘痞闷，恶心呕吐，茶饭不思，大便不实，咳嗽痰多稀白等症；去半夏即成"异功散"，有益气、健脾、和胃之功，能治疗脾胃虚弱，食欲不佳，胸脘痞闷，呕吐泄泻等症。

现在，以"四君子汤"作为基础的方药大都用于治疗萎缩性胃炎上，后者因胃癌前病变备受关注；服"四君子汤"的实验动物胃黏膜血流量会上升，胃黏膜超氧化物歧化酶含量能恢复正常，降低自由基对胃黏膜的再度损伤，"癌前病变"能得到逆转，萎缩胃黏膜能重生。虽然古人并不知道何为"萎缩性胃炎"，不过中医一直秉承着阴阳平衡的原则，用不变应万变。

前世"四君子汤"治后世胃癌"癌前病变"与《黄帝内经》主旨："形不足者温之以气，精不足者补之以味。"刚好符合，萎缩也就是"形不足"，因而用"君子汤"补气。

单纯用滋腻类补品和进补之初衷相悖。经验丰富的中医使用滋腻药物时会加入"君子"类药引子，如陈皮、砂仁等，燥性药中小品，能纠正滋腻中的静气。

中医上的很多滋补药物，如山茱萸、阿胶等，均为滋腻之品，质地黏滞，性酸甘，过量服用会伤及胃部，和进补之最初目的有所不同。

四君子汤把正气集于一体，早在古代宫廷中就视其为气血双补之佳方，清宫医案里乾隆、雍正都进补过此类药物，而且常常将其赐予有功之臣，以展示皇帝之恩泽。

如今，专门供皇亲国戚服用的方剂——四君子汤已经深入平常百姓家中，四君子汤性质温和，为因脾胃虚弱而出现气血不足的女性补气回血之佳品，若有的女性因年老、大病初愈、脾胃虚弱而出现面色苍白，舌淡苔白，说话无气力，便溏，则为气血两亏。这个时候医生会为推荐四君子汤，进而补气回血，治愈疾病。

人的一生之中，所经历的生长、发育、寿夭的过程依靠的就是气血正常运行，气血充盈、调和，身体才得强健，精力充沛，疾病就能远离你；可若是气血亏损，则易衰老。气虚之生成、发展的过程主要依赖肾和脾。

肾为先天之本，藏精，而精化血。一旦这个"先天之本"发生亏损，就会"根本不固"；脾是后天之本，主水谷精微的运化过程，化生为气血即可滋养全身。一旦后天之本受损，摄入再多的水谷精微也难被身体吸收。所以，想要补气回血，首先要做的就是调养脾胃。四君子汤里面的每味药均可称得上是调肾补脾之"能手"，将这四味药搭配在一起，即可增强调肾补脾之功。

虽然四君子汤的组方很简单，可并不是人人都适用，气虚血亏的女性不宜轻易服用此方。而且，此方剂里面的四味药用量一旦有所变化，臣药与君药位置发生变换，效果便大不相同，比如有个以白术为君药的方剂，能够用来治疗腹胀、便溏、食少纳呆、饮食不振等症；以茯苓为君药的方剂可治疗水肿重症。吃药应根据个人身体素质来定，有的人服用四君子药有益，有人却不宜服此药。四君子药对所有的脾胃不健、阳气虚弱病证都有益处。

生活中，常常有一些女性朋友对自己的要求非常高，一天到晚忙忙碌碌，非常劳累，过度消耗体力后整天精神不振；大病初愈之时，元气已经受损，身体素质大大降低，常常会觉得疲惫、胸闷、气短、易感冒，中医称这种现象为气虚；有的女性为了减肥而长时间节食，出现营养不良，慢慢地就出现了气虚。气虚形成后，若保养不当，就会消瘦、肥胖无力，很容易患上胃下垂、子宫脱垂、脱肛等症，甚至会发生低血压、过敏性鼻炎、慢性支气管炎、习惯性便秘、色斑、慢性盆腔炎等症。

出现气虚证以后，女性朋友们首先想到的就是通过补品来补养身体，岂不知补养之品大都滋腻厚重，不但不能滋补，还会导致脾胃不和。可以把四君子汤放入粥或鸡汤内熬煮，每天喝一两次，利于体虚女性健胃养脾。

血府逐瘀汤，清理瘀血畅气血

对于那些伴随着发热、咽喉肿痛的重感冒，我们首先想到的估计就是退热消炎类的药物了，到医院的话，医生可能会给你用上抗生素。不过此类药大都只能应对细菌导致的疾病，却不能应付病毒类感冒。

若患的是严重血管疾病，使得血管堵塞，血液流动的过程也会受阻，进而诱发偏瘫、中风，甚至连生命安全都跟着受影响。

记得有一次，我去表姐家找表姐闲聊，却看到表姐在不断地擦汗，我当时正坐在表姐的身边，于是问道："你哪里不舒服吗？为什么一直在出虚汗？"表姐说："我最近一直不太舒服，吃不下也睡不着，稍微一动就会大汗淋漓，而且最近的脾气有些急躁，还常常头痛。"

听到表姐这么说，我赶忙提醒她："你别小看了这些症状，任其发展甚至会诱发冠心病、心脏病。"可表姐却一脸坦然地说："我已经做过心脏手术了。"说完又用手绢擦了擦汗。看到表姐这样的表现，我给她开了血府逐瘀汤，第一个疗程连服一个星期。

在我们的身体中，心脏掌管的是把血液泵入身体各个地方，心脏自身肌肉组织需要充足的养料和氧气，这些成分由冠状动脉提供，若冠状动脉硬化、堵塞，冠状动脉连接的心肌就会出血，甚至诱发心肌梗死。出现这种情况，部分女性会选择去做心脏搭桥手术，所谓的搭桥手术，实际上就是由大腿处取根血管，连接至堵塞部分前后端，让血液由新通道经过，绕着堵塞通道流过。身体体质并没有发生改变，还可能会阻塞，服用血府逐瘀汤刚好能够对付这种瘀滞。

血府逐瘀汤的构成药材包括：枳壳、赤芍各6克，柴胡3克，当归、生地黄各9克，牛膝10克，桃仁12克，川芎4.5克，红花9克，甘草3克，橘梗4.5克，一同放到锅内，倒入适量清水煎汁，服下。这个方剂的主要功效为：行气止痛、活血化瘀。血府逐瘀汤能治疗胸痛、头痛、天亮出汗、急躁、心里热、失眠多梦、心悸不安等症。

听完我的分析，表姐当即到药店开了血府逐瘀汤服用，一段时间之后，表姐打电话告诉我，之前出虚汗的症状已经消失，心悸、心慌等症几乎没有了。

气郁血瘀为普遍症状，特别是在重大病症中，血瘀都是致病的主要因素。不过血瘀并非单独存在，比如，气郁易导致血行不畅，气虚易导致运血无力；寒病易导致血脉凝滞。

因此，在这个方剂中，除了赤芍、桃仁、牛膝、红花、川芎五味活血化瘀药物之外，还可用生地黄、当归滋养血液，橘梗、枳壳、柴胡可梳理气郁，最后加甘草调和上述药物。祛瘀、养血之功相同，活血、行气兼施，升降兼顾，寒热同治，是治疗高血压、心绞痛、冠心病等症之良方。此方的服用方法非常简单，并且不必加工，不过患者应严遵医嘱服药。

如今，药店内有血府逐瘀丸、血府逐瘀胶囊、血府逐瘀口服液等成药，方便患者服用，由此可见，中西结合之法治疗疾病的效果更好一些。

桂枝汤，调理阴阳通气血

每年换季的时候，气温忽高忽低，各种疾病的发生概率也会随之上升。不同个体对于这种温差的适应能力不同。等到冬季到来之时，很多人都会被感冒困扰，尤其身体相对虚弱的女性，更易患上感冒。

通常情况下，感冒可分为两种：一种为风寒型感冒；另一种为风热型感冒。中医上称感冒为"伤寒，伤风，中风"。张仲景认为感冒可分为表虚、表实两大类。其中，表虚的主要症状为头痛、发热、汗出、恶风等，可服用桂枝汤来治疗；表实除了会表现出头痛、发热、恶风寒等症，还会身体疼痛，全身关节酸痛，发汗困难、咳嗽哮喘等，可通过服用麻黄汤治愈。

桂枝汤出自《伤寒论》，由桂枝、芍药、生姜各9克，大枣3枚，甘草6克构成。桂枝汤以桂枝为君药，芍药为臣药，佐以大枣，具有"解肌祛风，调和营卫"之功。《千金方》之中的桂枝汤添加了黄芩。

在使用方法上面，张仲景要求其"服已须臾，啜热稀粥一升余，以助药力"，这句话的意思就是，在稍微吃些热粥后发力；还应"温覆令一时许"，就是说服药后要盖些东西发汗。其实这就是一种将药物治疗、食物治疗结合在一起的做法。发汗方面有特殊要求，首先，汗应遍身；其次，应当出小汗、微汗，而不是大汗，遍身流漓是不正确的；最后，流汗需持续一段时间，大概两个小时左右。汗透，才可出热退、脉静身凉。

开方子讲究的是中正平和，中而不落两端，正而不偏不邪，药劲缓和，不能太猛，应当如和风细雨一般，而非狂风暴雨。桂枝汤之中的桂枝、生姜辛温之性不大，桂枝取细枝，药气专，可通大经脉；白芍微寒，微酸，微苦，有着柔弱的阴气，微收，微破；大枣、甘草甘甜气浊，可补虚羸。

此外，《伤寒论》中还提及服用桂枝汤的三大禁忌：首先，太阳伤寒的麻黄汤证不可用；其次，内有温热的"酒客"不可用；最后，素有里热之人不可用。还应注意，桂枝汤中使用的甘草是蜜炙过的。药材经炮制后功效大增，毒性大减。

桂枝汤原名阳旦汤，被称作"群方之祖"。传统中医认为，桂枝汤有"双向调节"作用。既能降低体温，又能让体温上升，其调节汗腺分泌之功也是双向的，可以让汗腺分泌亢进，还可让汗腺分泌减退。因此，由桂枝汤加减变化能得到28个药方，除了能治疗外感风寒，还可治疗其他病症，使用频率非常高。

记得有一次，一位被化验为肝硬化的女士来到诊所看病，她告诉我，自己通过各种西医药物治疗之后都没有看出效果，如今已经有些随其自然了。

我翻看了她的病历，面色偏黑，肝脾大，常胸肋疼痛，黄疸指数、胆红素均正常，皮肤、巩膜无黄染。

普通肝硬化患者通过服用疏肝和血的药物即可迅速见效，可她却说此类药物在她身上不起作用，究竟是什么原因导致的没有效果呢？

我思索了一会儿之后问道："平时发现什么异常没有？"

她想了一会儿回答道："是有一些地方不太对劲儿。从患上肝硬化后，我每天都会出很多汗，内衣每天至少换洗一次，外衣的衣领、腋下非常黄，怎么洗都洗不掉，睡觉时腰髋发重，而且伴随着疼痛，起身困难。"

我让她张开嘴，看到她的舌苔白腻，而后为她把脉，脉象沉细。思索了一会儿，我决定给她开些桂枝汤，其构成方剂为：桂枝 10 克，白芍 10 克，炙甘草 6 克，生姜 10 克，大枣 4 枚，生黄芪 10 克，共 3 剂，温服，喝过后再吃些热稀粥，盖被子发汗。

等到第二天那位女士来复诊的时候，告诉我昨晚回家后喝了一剂药后出了一身汗，疼痛减轻了不少，我嘱咐她连续服药 5 天，上述症状均得到了显著缓解。

那位女士所患的肝硬化不易被治愈主要为黄汗所致，把黄汗治好，之后再治疗肝硬化就能看出效果了。等到黄汗被治愈后再继续服用疏肝药物，肝硬化也就能显著减轻。

二至丸，女人补气血不可少

二至丸的同名方剂有 6 首，如今它已经被选入《医方集解》中，说它可："补腰膝，壮筋骨，强阴肾，乌髭发。"

二至丸由等份的女贞子、旱莲草构成。女贞子在冬至采摘，阴干，蜜酒拌蒸，隔夜，然后用粗袋擦掉外皮，晒干后研磨成末即可。

二至丸有补益肝肾、滋阴止血的功效。非常适合肝肾阴虚，眩晕耳鸣，咽干鼻燥，腰膝酸痛，月经量多的女性服用。

接下来为女性朋友们介绍一下二至丸为什么拥有上述功效：

此方之中的女贞子有补中、安五脏、养精神、除百疾的功效，长期服用不但能减肥，而且能让你身轻体健，李时珍称女贞子"上品无毒妙药"。旱莲草可乌髭发、益肾阴。

那为什么为其命名"二至丸"呢？《医方集解》里认为，这是根据采药的季节命名的。女贞子于冬至前后采摘，旱莲草于夏至前后采摘。冬至时，一阳初动；夏至时，阴气微降，在这两个时节采摘这两味药，即可把四季初生之阴阳收入，进而补益肾脏。

《本草纲目》里面记载的二至丸与《医方集解》里的并不一样。《本草纲目》里是这样记载的："久服发白再黑，返老还童，用女贞实（三月上巳日收，阴干，用时以酒浸一日，蒸透晒干）一斤四两，旱莲草（五月收，阴干）十两，为末；桑葚子（三月收，阴干）十两，为末，炼蜜丸如梧子大。每服七八十丸，淡盐汤下。若四月收桑葚捣汁和药，七月收旱莲捣汁和药，即不用蜜矣。"

关于二至丸还有这样一个故事：相传，明末安徽有个叫汪汝佳的名医，他从小身体虚弱，长的单薄，不过非常聪颖，有着过目不忘的本领，他的父亲非常喜欢他。可却没有想到，没过多久父亲就患上了严重的疾病，没能进行有效医治，最终身亡。父亲临死之前对他说："不为良相，且为良医。"

父亲去世之后，汪汝佳弃儒习医，开始学习医术，没过多久就成为当地有名的医生。他常年苦读医术，加上先天体虚，还不满40岁便开始衰老，头发和胡子都变白了，头晕目眩，常常腰背酸痛，四肢乏力。

一天，汪汝佳到山上采药，到一寺院借宿，看见一位百岁的老和尚，他耳聪目明，头发和胡子乌黑，走起路来健步如飞。于是，汪汝佳向老和尚请教养生的方法。只见老和尚指着院中的女贞树说道："取女贞子蜜酒拌蒸食即可。"

汪汝佳经过一番琢磨之后，为了提升女贞子疗效，他把墨旱莲捣成了膏状，和女贞子末混合做成药丸，大概服用半年左右，身体就变得比以前强壮多了，精力旺盛。

　　几年后，汪医生途经浙江丽水，顺便看望在这个地方居住的同乡好友汪昂，汪昂看到那个曾经病快快的汪汝佳如今已经没有了往日的病态，而且非常精神，很是震惊。于是，汪医生便把此法告知给好友，好友服用之后获得了同样的效果。后汪昂与汪汝佳著书四部，将女贞子、墨旱莲组方收录至《医方集解》中，并为其命名"二至丸"。

　　现在，很多药店都出售二至丸，此药很适合女性朋友服用。

　　记得有一次，朋友到我这里来看病，她告诉我，自己最近常常晕眩耳鸣，咽干鼻燥，腰膝酸软，月经量增多，经过望、闻、问、切的诊断之后，我断定她出现的是肝肾阴虚，我给她开了二至丸，朋友连续服用一段时间之后，上述症状便慢慢消失了。

　　服二至丸的过程中有几点问题需要注意：不能吃不容易消化的食物，感冒发热的时候不能服此药；高血压、心脏病、肝病、糖尿病、肾病等慢性病严重者应当在医师指导下服药；儿童、孕妇、哺乳期妇女要在医师指导下服药；连续服药4个星期之后，如果症状仍然没有得到缓解，应当及时到医院就诊；对此药品过敏者要禁服此药，属过敏体质者要慎用此药；若正使用其他药品，应当咨询医生是否可以服用此药。

动物肝脏，常食补足人体之血

　　女人和男人不同，一生之中会经历多个失血过程：经、孕、产、乳，若平时不注意调养身体之血，就会诱发贫血、心慌、头晕、面色苍白、失眠等。因此，血虚女性平时应当注意补血。肝藏血，所以只有养护好肝脏才能更好地补足人体之血。

《千金方》之中有云："凡人卧，血归于肝，肝受血而能视，足受血而能步，掌受血而能握，指受血而能摄。"肝血充足，人才能拥有好视力，脚在血液的滋养下才可行走如风，手在血液滋养下才可盈握有力，手指有了血液之滋养才能抓住东西，人体的各类活动均需要气血的参与。有的女性朋友眼睛不好，很可能是肝脏出了问题。古语有云："肝气通于目，肝和则目能辨五色。"如果你常常头晕眼花、眼睛干涩、视物模糊，仅仅靠滴眼药水是起不了什么作用的，只有养好肝脏，才可解决眼部问题。

由此我们可以看出，肝脏会影响血液之生成，而血液与人体健康之间又有着密切联系，那么究竟怎么做我们才能补养好肝脏呢？中医上有"以脏补脏"之说，说明动物的肝脏对人体的肝脏有很大的补益之功。

肝脏之调养可分成养肝和清肝两种，养肝是血不足，肝阴血虚，会表现出头晕、心慌等症，因此应当调肝养血，肝血充足后，女性自然面色红润，身体活动灵活。后者由于气太多，如爱生气，肝火旺盛，导致肝气郁结，会表现出胸口闷、乳房胀痛，此时应当疏泄肝气，将此结打开。简单地说就是一个重在补血，一个重在理气。因此，养肝不能乱补，只有在气血不足的时候才可以补。

从中医的角度上说，动物脏器是"血肉有情之品"，和人属同类，更加有亲和力，动物脏器气味醇厚，可与人体互补。

因此，动物肝脏可补肝养血，治疗肝阴血虚导致的眼花、夜盲、气血不足引发的面色萎黄等。古人治疗眼疾的时候也常常用到动物肝脏，吃动物肝脏一方面可以补肝；另一方面可治疗肝虚引发的疾病。"羊肝丸"可治疗夜盲症。

那么各类动物肝脏的补血功效之强弱是怎么样的呢？鸭肝最强，之后是猪肝、鸡肝、鹅肝、羊肝。

虽然动物肝脏的好处很多，可并不意味着它们就没有害处，动物肝脏与人体肝脏一样，也是排毒场所。因此，动物肝脏上难免会积累毒素，烹调前最好先将其放于水龙头下冲洗 10 分钟，之后浸泡到水中 30 分钟左右。进行烹调时也要注意，一定要烹调至熟，至肝脏完全变为灰褐色、血丝消失即可。摄入量不能太过。此外，脂肪肝患者、孕妇均不宜吃猪肝。

下面为女性朋友们推荐几款用动物肝脏烹调出的药膳，享受美味的同时补养肝脏，进而补充人体之气血，让女性朋友貌美如花，远离头晕眼花。

一、猪肝羹

材料：猪肝 100 克，鸡蛋 2 个，豆豉、葱白、食盐、味精各适量。

做法：将猪肝清洗干净后切成片状，放入锅中，倒入适量清水，开小火熬煮至猪肝熟透，之后打入鸡蛋，放入豆豉、葱白、食盐、味精调味即可。

功效：猪肝有补益肝血之功，而鸡蛋营养丰富，所含蛋白质符合人体生理需求，二者搭配，补益之功更甚。

二、青菜鸭肝

材料：鸭肝 150 克，油菜 200 克，料酒、精盐、味精、胡椒粉、葱、姜、植物油各适量。

做法：鸭肝去掉杂物后清洗干净，切成片状；将锅至于火上，倒入适量植物油，油热后放入鸭肝煸炒，至鸭肝变色后倒入适量清水，炒熟后放入油菜翻炒至入味儿，调入适量精盐、味精、胡椒粉即可。

功效：鸭肝可补肝血，油菜为青色，而"青色入肝"，能清肝火，二者搭配即可养肝。

当归羊肉汤，补气养血之佳品

女人最怕的就是气血亏虚，身体气血不足不但会影响面色，还会诱发一系列妇科疾病。血，孕育生命，而气推动生命。血为人体生命活动之源头，血源于水谷，在脏腑化生，是气之生化基础，也为脏腑经络功能活动之产物。气为生命活动之动力，统帅血液循环，气源于水谷精微，于脏腑化生，为推动脏腑功能生命原动力。血靠气之推动、固摄，正常循行在脉络内，气依靠血液载纳不断生化。

血行在脉内，周流全身，永不停息，血滋养脏腑组织、细胞，每个细胞都要在血液内生存，体液维持细胞新陈代谢、生理功能，细胞内环境稳定。

《素问·调经论》提到："气血不和，百病乃变化而生。"意思就是说，人体气血流行在全身各处，气血充足、运行协调，为脏腑经络等组织器官活动之基础。若气血失调，就会影响到机体生理功能，诱发疾病。

《黄帝内经》之中有记载："邪之所凑，其气必虚。"意思就是说，气之防御作用减弱，外邪就会趁机侵入机体，致病，气之防御之功还体现在病后脏腑组织之恢复。因此，癌症、心血管病、脑血管病等，均和气血之变化有着密切关系。气为抗病防病、病后身体恢复之主体，血以气作为载体。因此，气血紊乱为致病之主要原因。

很多疑难病症都和气血瘀滞或寒凝有关。因此，调理气血和脏腑对人体健康来说有着重要作用。其实，当归羊肉汤就是非常不错的补气养血之品。

具体做法：肥羊肉 500 克，当归、生地各 20 克，干姜 15 克，酱油、黄酒、白糖、食盐各适量。先将羊肉清洗干净，之后切成块状，放到锅中，倒入适量清水，加入当归、生地、干姜、黄酒，熬煮到七成熟时，调入酱油、白糖、食盐，开小火收汁即可。

此方有补气养血、温中暖下之功。适合血虚宫冷崩漏、产后虚寒腹痛、虚劳羸弱等症。

此方出自《千金方》，原方用于治疗"崩中去血，积时不止"，是温补气血之方。气血虚寒，无法温煦、充养胞宫；就会表现出崩漏诸症，应当温补气血。

此方之中的羊肉为主要材料，血肉为有情之品，可益气血，暖胞宫，用当归、生地、干姜辅之，当归、生地能帮助羊肉养血调经，而干姜可帮助羊肉温中暖下，二者同用能温补气血。此药膳能温补气血，因此还能用于产后虚寒腹痛、虚弱羸弱。

第三章

妇科疾病之防治，
细节、妙方决定女性健康

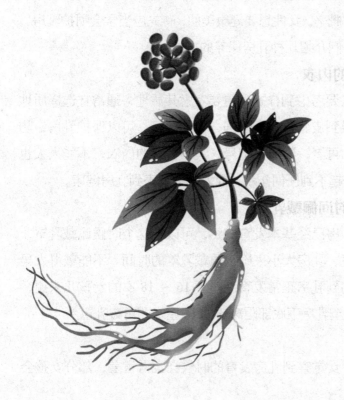

保养好乳房，女人要懂得呵护自己

乳房对于女人来说非常重要，不仅要依靠它展现女人婀娜、凹凸有致的身材，还要依靠它来哺乳下一代。近些年来，随着人们对乳房丰满带来的性感美的认识，越来越多的女性朋友开始接触丰胸药物、隆胸手术，可不但没能丰胸，反而诱发了各类乳房疾病：乳腺癌、乳房肿块等，想拥有丰满的乳房并不是件容易的事情，日常保养才是重点，坚持不懈才能看出效果。

那些长时间伏案工作的女性朋友胸部和桌边贴的非常近，站立或行走的时候常常斜靠或含胸，岂不知，这些姿势不但会危害到乳房健康，还会增加乳腺病患病概率。女性想要健康美丽，首先应当学会呵护乳房。下面就来为女性朋友们介绍几种乳房保养的方法。

一、选择合适的内衣

内衣的选择不仅要考虑到样式，更要考虑其质地，通常宜选择质地柔软，而且不会刺激到皮肤，吸汗性强，通透性好，可以保护乳房，防治乳房损伤的内衣。再者，要选择型号、大小合适的内衣，不能太大也不能太小，因为太大起不到任何作用，而太小会危害到乳房健康。

二、在适当的时间佩戴乳罩

青春期的少女乳房已经基本发育成熟，可以在这个时候佩戴乳罩，不过要根据自身胖瘦、乳房大小来确定佩戴乳罩的时间。不能戴得太早或太紧，否则会影响到乳房正常发育。对于 16 ~ 18 岁的女孩儿来说，若乳房上底部经乳头至乳房下底部距离超过 16 厘米即可戴乳罩。

三、不能束胸

处在青春期的少女觉察到乳房发育的时候会觉得害羞，部分女孩会选择束胸，岂不知这样做不仅会影响到乳房的正常发育，还会导致乳头内陷，诱发乳房疾病。

四、尽量避免用丰胸药物

有的女性由于乳房的发育状况不理想便开始局部注射或口服激素类药物，岂不知这些药物会影响人体健康。到目前为止，我们尚未研制出没有任何毒副作用的丰胸药物，因此女性朋友们使用这些药物的时候应当小心谨慎。

五、适当的锻炼

每天坚持适当的体育锻炼，不但可以促进乳房正常发育，还可增进人体身心健康。

六、丰胸食物

丰胸食物有很多，可以适当吃些丰胸食物，不会对身体健康产生负面影响。常见的有丰胸之功的食物包括：橙子、木瓜、葡萄、西柚、牛油果、大白菜、胡萝卜、红薯、芋头、山药等。

七、乳房按摩

方法1：双手向上用力托住右侧乳房30秒，之后换成左边；努力把腋下肉推向中央，两边胸部分别推1分钟；用双手指腹从胸部以上到锁骨间直接朝上，从左向右再从右向左做2分钟。

方法2：四指并拢，将手指放到胸部左侧心前区，沿着顺时针的方向按摩100次，非常适合心绞痛、冠心病、心肌缺血的患者；手指并拢，双手沿着肋骨方向来回搓摩80次，能够很好地治疗咳嗽、哮喘、支气管炎症；四指并拢，指头放到乳房周围，沿着顺时针的方向按摩，按摩时间不能超过10分钟，能够很好地预防乳腺癌。

方法3：左手按摩左侧乳房，右手按摩右侧乳房。双手同时握半拳抓住乳房，沿着锁骨方向按摩5～8分钟，连续按摩3～4个星期就能看到明显效果。

方法4：四指并拢，拇指分开，用指掌触摸肌肤，按摩顺序为：颈—肩—

腋窝下，之后从胸下向上向外推擦，最后从乳头向周围摩擦到腋下淋巴结。先轻轻地摩擦 1 遍，之后力度稍重，最后再轻轻按摩，一共按摩 3 遍。

要注意，按摩乳房的动作要舒缓，乳房轻微下垂，可以通过局部按摩之法改善，比如震动、揉捏、压迫等，从内向外按摩，从乳房基部向乳头方向按摩。

还可以在乳房周围进行旋转按摩，顺时针、逆时针都可以，按摩至乳房皮肤微红、微热即可。这个过程中可以提拉乳头数次，不但能够刺激整个乳房，还可以让乳房变得更丰满、更有弹性。

保养好子宫，身体健康又美容

如今，子宫问题频频亮红灯，女性朋友们不得不关注起子宫的健康问题。很多女性朋友被子宫肌瘤、宫颈癌等疾病困扰着，而这些原本发生在中老年女性身上的疾病如今越来越趋向年轻化，因为子宫在女性身体中从开始发育到成熟，履行着多个生理阶段的任务，在女性体内担任着重要角色，也正是因此，女性朋友一定要呵护好子宫健康。

子宫是女人独有的脏器，现代医学认为子宫为女性的第六脏器，换句话说，女人拥有六脏六腑，处在盆腔中部，膀胱与直肠间。子宫的位置会随着膀胱体位或充盈程度发生变化，又是生命孕育的场所。

部分女性日常生活中对子宫关心不足却忽视有余，进而患上子宫肌瘤、宫颈糜烂等症，这些疾病严重威胁着女性朋友们的身心健康，所以子宫健康和女性本身健康、生命完整度之间有着密切关系。不管是哪个年龄阶段的女性朋友都应当懂得呵护自己的子宫。

下面就来为女性朋友们简单地介绍几种子宫保养的方法。

一、合理饮食

从医学的角度上说，子宫肌瘤与雌激素水平高有关，因此女性朋友们平时要多吃一些维生素、蛋白质含量丰富的食物，例如红枣、桂圆、蜂王浆等。同时，凝血性、热性、激素含量高的食物不可过量食用。

二、保持心情愉悦

那些压力大，常常紧张、抑郁的女性易雌激素分泌过量，可能会持续几个月，甚至几年，这也为子宫肌瘤的重要诱因之一。因此，保持愉悦的心情非常重要。

三、保持和谐性生活

正常的性生活可以让神经内分泌过程正常进行，人体激素正常分泌。相反，做爱次数太多或太少也会导致激素水平分泌紊乱，盆腔慢性充血，诱发子宫肌瘤。

四、采取避孕措施

流产手术的主要方法为刮宫，而刮宫会刺激宫子并影响子宫健康。研究表明，流产次数过多会诱发子宫肌瘤，因此一定要采取避孕措施。

五、顺应自然妊娠、生产

妊娠和生产的过程能够调理女性体内激素水平，女性应当适龄孕育，怀孕的时候，子宫会受到孕激素和雌激素的影响，发生完整变化。

六、运动保健

对于女性朋友来说，过量运动易产生疲劳，体质虚寒的女性朋友非常适合通过运动来改善自身体质。而步行就是非常好的运动方式之一，我们可以在鹅卵石上走路，不但能够刺激足底穴位，还能条畅气血，改善身体血液循环，让你的身体暖洋洋的。

七、食物保养

多吃些能够补气暖身的食物，如红枣、核桃、花生等，进而弥补先天不足，尤其是宫寒体质的女性，本身火气不足，所以不容易火大体热。

保养好卵巢，驻颜的"捷径"

如今，很多女性朋友被这些问题所困扰：皮肤问题、月经失调、身体局部脂肪堆积、精神疲惫、失眠多梦、性冷淡等，其实这个时候就是在提醒女性朋友们自己的卵巢可能出了问题。

从中医的角度上，女人的面容是否光滑细嫩和卵巢功能有着密切的关系，虽然每个月的月经让我们觉得心烦不已，可它却能够为女性提供雌激素，让女人拥有年轻、健康的身体。

此外，现代医学研究发现，女人所表现出的衰老特征和卵巢有着密切的关系，它是导致女人衰老的重要因素。卵巢保养为女性抗衰的重点内容。卵巢分泌着激素和生长因子，支持人体中各个系统、部位正常运行，塑造女性身体的标志性生理特征，如嫩滑的肌肤、坚挺的乳房、身体曲线等，若卵巢活动力降低，就会诱发以下症状：黑眼圈、眼袋、细纹、色斑、肤色黯淡没有光泽、体胖等。从这里我们也能看出卵巢对于女性的年轻貌美来说有多重要。那么，究竟怎么做才能更好地保养卵巢呢？

一、定期体检

体检的时候，通常会对盆腔和乳房做检查，不过很少会有人做卵巢检查。体检的过程中，最好做一下卵泡期三项，清楚地了解自己的卵巢状况。

二、练习瑜伽

保护卵巢应当从运动做起，而瑜伽就有非常好的提升卵巢功能的作用。

三、避免人流

不要过早地开始性生活，防止多次人流。有专家指出，生孩子能够保护卵巢功能，一到两年的怀孕期或哺乳期可以让卵巢休息 2 年。

四、食物保养

应当养成规律的饮食时间，根据自身体质选择食物，女人应当尽量少吃或不吃冰冷食物，少饮咖啡。可以服用适量的维生素 E 和维生素 C，吃些含钙量比较高的食物，尽量少吃煎蛋，因为油炸食物会增加卵巢癌患病风险。常吃叶酸含量丰富的食物能够降低卵巢癌发生风险，多吃胡萝卜。

红糖姜桂枝水，温暖女人更健康

在这个爱美的年代，女性们秉承着"要风度不要温度"的原则，宫寒也就成了危害女性健康的"罪魁祸首"。

从阴阳的角度上说，女性属阴，男性属阳，阴性体质本就寒，再加上外寒的侵袭，只会更寒。只有阴阳平衡，人体才能健康、有活力，因此女性朋友们应当采取一些温热之法驱走自己阴性体质所带来的寒气，进而少生病、不生病，寒冷对于女性朋友来说无异于雪上加霜。

那么怎么判断自己是否受寒了呢？

首先看鼻子，受寒之后鼻子会流鼻涕，流清鼻涕说明风寒袭肺，因为肺主卫气，卫气即身体中的第一条屏障，皮肤为抵御外邪的第一道防线。流鼻涕，说明肺之卫气在和外邪抗战，通过流清鼻涕的方式告诉你。

可能有的女性朋友会说，小小的感冒我怎么会放在心上，扛两天就过去，谁知到最后不仅没扛过去，反而使得寒气袭入肠胃。那怎么断定它是否袭入肠胃呢？看舌苔上是否有水汽。具体做法：喝一口水，然后对着镜子看看自己的舌苔上是不是冒着湿湿的水汽，此即为中医上提到的水滑苔，为寒气入肠胃所致。此外，还可以通过其他症状判断寒气是否袭入肠胃，如腹痛、大便稀等。

最后，寒气会入侵脏腑，损害筋骨和经脉，寒气入心经的时候会引发心悸，入侵经络会引发痹症。寒气会让女性痛经，专攻女性阴气最重的冲任二脉、胞宫。寒气会让胞宫子宫壁痉挛，进而诱发疼痛，此即为痛经。寒气会让胞宫之中的血液凝结成块，变成暗紫色，加重行经疼痛、月经失调。因此，判断寒是否侵入脏腑并不困难，看你的经色和腹痛就可以了。有的女性痛经的同时会觉得小腹发冷，用暖水袋暖几分钟疼痛即可缓解，此即为女性阴性体质寒证通过温热治疗。

女性朋友们可以喝些姜汤，具体做法：将生姜切成细末，放到火上煮3分钟左右，调入红糖，能够治疗着凉所致的痛经、腹泻，驱走体内寒气。

红糖性温，生姜能够温中散寒，驱走体内寒气、止痛。也可以在其中加些桂枝，将桂枝研成粉末，喝姜糖水时加入4克左右，每天服2次。桂枝擅长温经通阳，有入经络、通阳气之功，中和女性体内寒气的同时将生姜辛散风寒之药性引入身体有寒之处，不仅能够治疗痛经，还能够治疗寒所致的痹症疼痛。

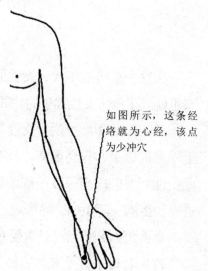

如图所示，这条经络就为心经，该点为少冲穴

当归，调经补血之佳品

女人每个月来月经时其实都是在失血，身体非常容易虚弱，此时无论是内因外因，稍不注意，疾病则乘虚而入，主要的内因为虚，常见的

外因为寒、湿、瘀，这些均为导致女性月经病之关键因素，最主要的做法为补虚。

很多女性朋友都明白，身体虚弱为不良情绪、不良饮食习惯、不良生活习惯所致，导致月经迟缓，即使来月经，经量也非常少，可这些人却常常明知故犯，病一好就忘了要求自己。这样的女性是没法治好自己的病的。

调理月经最经典的方剂就是四物汤，四物汤由当归、熟地、白芍、川芎四味药构成，此即为治疗女性月经病之基础方，许多治疗女性月经病的方剂皆为在此方上随症加减。中医在给患者看病的时候，病看久了，用药时间久了，就会更熟知药性，慢慢的用药品种都少了，本来一个方子添加几十味药，慢慢地减少至十几味，最后就剩下一两味药，药的种类少了，效果却更好，不仅能治病，而且还能省不少钱，可谓是药尽其用。

仅仅一味当归即可补虚，调治女性月经病，治经量少、月经来迟，行经前1星期将加工好的当归粉直接冲水服下，每天2次，每次10克，坚持服1个星期，原本淡白的唇色即可有血色，舌质从淡白的血虚色变为粉中透红，此即为当归将血虚补回来的表现。

当归调治女性血虚导致的月经病的效果甚至比妊娠还好，补血的同时还能活血，活血之后，经血即可畅通。此外，当归还有止痛、润肠通便之功，可以说是一药多效，多数患月经的女性都或多或少有些痛经，并且会由于月经来迟、内分泌失调等而便秘。而便秘会导致代谢紊乱，导致血热、上火、起痘。连续服用一段时间的当归之后，原本出现的劳累、心慌、气短会消失，身体变得精神，便秘也会消失，从原来的两三天一次改为一天一次，而且通畅、舒服，代谢速度加快，浑身都非常轻松，面部皮肤光滑。

有的女性服用当归粉调经时会略上火，不过只是轻微口干咽燥，没什么大碍，可喝点菊花茶或绿茶；可以每天下午空腹吃一两个水果，如橙子、苹果等，这些水果均偏凉性，能够抵消当归的辛温之性。

西医认为，当归能够治疗心血管病，能够扩张冠状动脉血流量。而且，临床研究还证实，当归可镇痛抗炎、降血脂、促进血红蛋白和红细胞生成。

当归为四物汤之中的君药，可调理女性月经不调，治疗之功更甚，中医上有句话叫"治未病不治已病"，未病时病为潜在的，潜在病只要保养就不会发病。因此，用药轻盈即可保健康，不能等到疾病已经出现再去治疗，此即为当归保健，虽然用量很小，不过却能很好地治疗疾病。

艾灸法，散寒祛瘀就找它

艾灸是中国的古典医治之法，孙思邈的《千金方》之中就常提到有关艾灸治病的方法。如今，艾灸之法已经广泛传播，深入普通百姓家中。

艾灸的作用机理和针灸有着相似的地方，而且和针疗有着相辅相成的治疗之功，一般情况下针、灸并用，因而被称之为针灸。

艾灸就是指用艾叶制成艾灸材料刺激体表特定穴位或部位，通过激发经气之活动调整人体紊乱的生理生化功能，进而防病治病。

艾灸治急症，女性痛经就是急症，一开始女性痛经时，习惯吃些西药迅速止痛。不过西药止痛有个弊端，药物半衰期短，即止痛时间短，药劲退下后又会痛，不能一直服止痛药，会有副作用。其实痛经的女性可以通过灸疗。

记得有一次，一个二十出头的女孩被人搀扶着来到诊所，捂着小腹，原来是痛经，进门就对我说："医生，快给我打止痛针，我快痛死了。"我并没有给她打止痛针，而是让她躺在床上，点一炷艾条，并且告诉她若是艾灸的过程中感到热就告诉我。我则缓慢地沿着她的腹部正中线，肚脐到小腹正中三个来回，大概五六分钟后，她突然说自己好多了。我拿了个靠垫让她靠在上面，呈半坐姿势，让她自己艾灸了十几分钟，十几分钟之后，她的疼痛止住。我看了看患者的舌苔，告诉她以后每次来月经前都可按此法艾灸几次，痛经即可完全治愈。

我看她的舌苔只是想看看她的病究竟有没有痊愈，因为刚来时她非常痛，她的舌苔是水滑苔，就像刚喝完水似的冒着水汽，她的舌体呈青紫色，水汽为寒，青紫为瘀，她的痛经为寒引发的血瘀，她走时舌苔上的水汽消失了，舌体变得红润了。

一年后，再遇到那位患者时，她告诉我自己再也没有因为痛经打过止痛针，每次痛经时都会自己艾灸一番，如今即使不艾灸也已经不怎么痛了。

女性痛经主要为寒瘀所致，寒凝血瘀，经血充盈时，子宫壁会因此有痉挛性疼痛，艾灸能迅速缓解痉挛，艾灸借火之温和热力透入身体肌肤，通过经络、穴位传导之功驱寒活血，缓解子宫平滑肌痉挛，迅速止痛。而且，艾灸对于穴位的准确度要求并不是很高，用燃烧的艾灸条由肚脐上的神阙穴开始，依次艾灸气海穴、石门穴、关元穴、中极穴、三阴交穴等治疗女性痛经之必灸穴，温热后，经络畅通，疼痛就会消失。

也可以将生姜切成薄片贴到肚脐下腹部正中线上，依次覆盖腹部正中线的几个穴位，再用点燃的艾条隔姜艾灸。生姜有温中散寒之功，能够借助艾灸之温热直透穴位和脏腑，治愈顽固性痛经。

预防白带，食疗之法才最佳

患上带下病时去医院，多数医生会先对患者进行化验检查，主要的治疗方法无非是打消炎针，或者输消炎药，可这样的治疗方法常常是没完没了的。很多女性朋友一听医生说打针或者吃药就会认为医生没有医

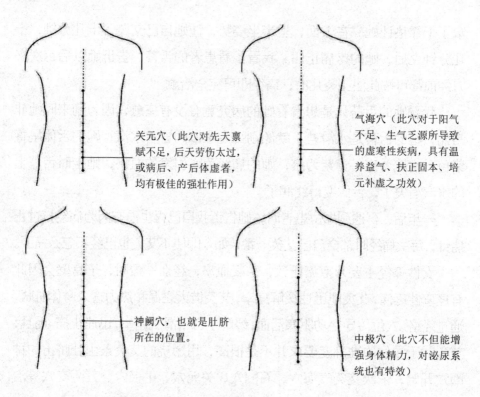

关元穴（此穴对先天禀赋不足，后天劳伤太过，或病后、产后体虚者，均有极佳的强壮作用）

气海穴（此穴对于阳气不足、生气乏源所导致的虚寒性疾病，具有温养益气、扶正固本、培元补虚之功效）

神阙穴，也就是肚脐所在的位置。

中极穴（此穴不但能增强身体精力，对泌尿系统也有特效）

治良方，只会用这些伤身体的方法医治。

实际上，并非医生无良方，带下病采用消炎之法也是西医的正规疗法，谈不上错。只是患者本身不注意调理自己的生活、饮食、起居等，导致疾病反复发作。多数人都是这样，只知道病症严重了才去治疗，很少有人从自身找原因去防病。

前面我们已经提到，带下病为湿所致，女性患上带下病后，常常会伴随着没胃口、消化异常、舌苔厚腻，患者本身可能联系不到这之间的关系，可医生却能洞悉这其中的关联，为湿导致的带下病之根源在脾胃。因此医生会给你开些清胃黄连片、健胃消食片等，拿药的时候将信将疑，吃过药之后发现自己食欲大增，白带也逐渐减少。

舌苔厚腻是湿，白为寒，舌苔白而厚则为寒湿，那么脾胃湿和带下之间究竟是何关系？胞宫、胃肠在同一躯体内，胃肠在上，胞宫在下，刚好和湿的特性相对，湿性趋下，即湿向下走，女性躯体最下端为胞宫和阴器，湿到此只得变成带下分泌出来。通过温胃散寒药就能够除湿，如附子理中丸。理中即祛除体内寒湿，潘立酮为促进脾胃动力的药物，从中医的角度上说，促进胃动力实际上就是在健脾助消化，湿除了，胃口自然变好了，消食片中有能够健胃消化的神曲、山楂、麦芽等成分，由源头上解决湿，消除带下。

有的女性舌苔黄厚，大便干燥，小便黄，带下不正常，主要为湿热，舌苔厚为温，黄为热，黄厚即湿热，若出现这种情况，就不能再服用热性的健脾药，否则不仅不能除湿，而且会加重病情，此时可服用黄连片，黄连性凉，有清热燥湿之功。

患上带下病后，首先了解自己究竟是生活中哪个细节出了问题，应当防治。带后不能再加重身体中的湿气，尽量避免盆浴，少食肉类油腻之品、辛辣食品，节制房事，尽量不要去游泳池游泳。

盆浴易导致重复交叉感染，泡澡水浸淫皮肤会加重湿气，肉类、油炸、甜腻食品本就不易消化，湿重下易增加脾负担。

此外，平时应当少食辛辣，这是白带的重要诱因，南方人喜欢吃辣椒主要因为当地气候湿润，湿气重，不过若身体中有湿气产生带下病时则不宜再吃辣椒，否则不仅不能除身体之湿，还会加重病情。

从西医的角度上说，无论带下病是由于霉菌还是真菌所致的感染，过多性接触易传染给对方，这就是西医治疗女性带下病时为何要男女同治。不过从中医的角度上说，房事过多会伤及阳气，即肾阳之气，进而导致腰酸、腿酸、精神乏力，此皆为肾阳亏损之先兆，肾阳亏损时带下病会更加严重，因为肾阳的温煦作用已经不能化带。

带下病不打针不输液也可以治愈，关键是看你会不会食疗之法，吃该吃的东西，远离不宜吃的东西，即可根治带下。

哺乳期调养，气血充盈有韵味

女性在哺乳期时难免会焦虑，因为哺乳期女性常常会由于哺乳而变得虚弱，形神大不如从前，过去的美貌也"付诸东流"，每每对镜自照，无不感叹一番。

曾经有位年轻的妈妈来到诊所，她告诉我，自己生完孩子之后气血虚，奶水一直非常少，没过多久就开始给孩子喝奶粉，如今，孩子已经6个月大，可自己却好像老了一样，牙齿不那么坚韧了，头发掉了很多，看到自己从头到脚的憔悴之相，无不感伤。

我给她开了个补气血之方：鳖甲100克，何首乌粉100克，紫河车粉50克，鳖甲坚硬不容易煎，因此先将鳖甲放到锅内，倒入1000毫升清水煎汁，水沸后转成小火继续煎30分钟，过滤去渣，放入何首乌、紫河车粉继续煎15分钟，最后调入100克蜂蜜，晾凉成膏，每天2次，每次服20毫升。

服用此方不会上火，因为鳖甲为纯阴寒凉之品，何首乌、紫河车性温，温寒相互抵消，则此方性属平性。

此方之中的紫河车可补肾阳，鳖甲可补肾阴，何首乌能填补肾精，只有肾中阴阳平衡，肾阴、肾阳才可免虚，肾脏功能才得正常，精气才得藏而不泻，气血才得化生，为女性哺乳期提供充足的后备资源，供给充足的气血。

其实，她所出现的牙齿不坚、脱发就是气血虚弱所致，从中医的角度上说，发为血之余，头发为气血化生而得，依靠气血生长，女性生产过后，身体气血大伤，再加上哺乳，而乳汁也由气血而生。

有些新妈妈会有这样的疑问，刚生完孩子的第一个月时来了月经，但是到了第二个月月经又消失了，这是怎么回事？其实，这主要为经血已化为乳汁所致，等到哺乳停止之后，月经即可恢复正常。

　　牙齿也与气血有关，从中医的角度上说，"齿为骨之余"，气血生精，精藏肾，肾主骨生髓。其根源也是拥有旺盛的气血才可有坚固的牙齿。停止哺乳后，牙齿也会相应好些，不过若哺乳期毛发干枯、牙齿松动，还是需要进行一些调理，若不去理会而继续哺乳，气血、肾精则严重受损，哪怕停止哺乳也无法调理过来。

　　那位女士回去后服用我给她开的补血方两个月后，月经来了，不过量很少，这是月经逐渐恢复的表现，奶水变得充足了，牙齿不松动了，头发也不怎么掉了。

　　中国有句形容少妇的话——"风韵十足"，实际上这就是气血充盈的表现，是哺乳期调养出的美丽。女性哺乳期易虚，不过即使是虚也不能乱补，若哺乳期体虚、气血不足，即可通过此方调理。

　　还有一位被确诊为子宫内膜异位的女性来到诊所，每次来月经的时候都会腹痛，每次都吃止痛药缓解疼痛，不过止痛药只能维持几小时，每次来月经时都会淋漓不尽二十几天。她想去动手术，也尝试过西医激素疗法，不过都没有效果。她告诉我，自己因为此病而体虚，常常莫名其妙地出虚汗，经量增多，导致贫血、周身乏力、心慌气短，无法正常生活，常常因此而请假在家。

　　我给她推荐了鹿胎丸，具体做法：从药房买 2 个鹿胎丸，每个 200 克左右，鹿茸 50 克，放到一起加工成粉末，过筛，留细末，放到瓷器中，调入一斤蜂蜜，放到锅内，开小火蒸 1 小时，冷却后洗净双手，将其搓成核桃大小的丸剂，每次服 1 丸，饭后服用。

　　此方剂之中的鹿胎即鹿生产后的胎盘，可补肾壮阳、补虚生精，之所以能治疗痛经是因为它可补肾阳、壮底火、暖胞宫，进而驱寒、解痉、止痛。鹿茸壮元阳、补肾精之功甚至比鹿胎还要好，这就是为什么现代人会用鹿茸作为补养品。鹿茸还能强壮筋骨，治各种虚症。

熬夜、劳累导致身体消瘦、无精神，甚至头昏、耳鸣、双目昏花、腰膝酸软，宫寒而致性冷淡、不孕症等，皆可自制鹿胎丸。如果存在习惯性便秘，好几天才大便一次，或易生咽肿、牙龈炎、痤疮等，本身火大，服用鹿胎丸时应当根据自身情况酌情减量。

那位女士回家之后，连续服用 1 个月疾病则愈，痛经消失了，月经也按时到来，她非常开心。她坚持服药 2 年后，如今每天服 1 丸，气色、精神状态都非常好。

三七陈皮胶囊，治疗乳腺增生效果佳

人虽然有七情六欲，可七情太过，却会伤身。《黄帝内经》之中有云："怒伤肝、喜伤心、忧伤肺、思伤脾、恐伤肾"。相对于男人来说，女人要更感性一些，爱生气，遇事容易着急，所以在多数人的眼中，女人的身体素质比男人要差一些。《金匮要略妇人杂病脉证并治》里面提到："妇人之病，因虚、积冷，结气。"这个结气其实就是指肝气。

女人常常会因为很多事情心生烦恼，上班的时候因为工作而劳心劳力，下班之后还要忙着照顾老人和孩子，如果再遇上个事业有成的老公，少不了担心老公在外面有了别的女人，想想看，这么多事情需要去思考，不爱生气才怪呢？

可回头想想，生气伤心又有什么用呢？到头来还不是伤害自己的身体。很多女性朋友都有这样的体会，生气时乳房会先发胀，肋下如同塞了块石头，胀痛难忍，口苦。肋下是我们的肝脏，肋下痛其实就是肝在痛，即西医提到的肋间神经痛，肋骨中间是肋神经，生气时痛会沿着肋间神经分布，由后脊柱向胸前的方向蔓延到肋下，最后至胸，串痛感，具体疼在哪个位置自己都说不清楚，实际上这就是中医上提到的肝气不舒导致的游走痛。

女人生气时最先心慌、气短，生气之后留下的无非是一系列不适。很大一部分女性出现的乳房肿块就是生气所致，可越是生气，肿块就会越大。不生气，心情愉快的时候，肿块就会逐渐减少，不过却不能彻底消失。

那怎么做才能让你不再那么爱生气了呢？答案是：畅通肝气。肝气不舒，就会在乳房上形成"结气"，脾气不好，也多是由于肝气不顺所致，在这种情况下，乳房肿块会越长越多，久而久之就会顽固不化，最后纤维化就更难消了。可以服用百消丹、乳癖消等有疏肝理气、软坚散结之功的中药来改善症状。

说了这么多无非是提醒女性朋友，总生气易导致肝气郁结，进而诱发乳腺增生，而疏理肝气为消除乳腺增生的根本方法。只有肝气消散，"结气"才能消失。爱生气的女性不妨服用些三七陈皮胶囊。

陈皮，即我们平时说的橘子皮，将橘子皮放到阴凉的地方阴干就成了陈皮。橘子皮变成陈皮之后，燥性会大大降低，防止上火。

常用的三七即田三七，它有个别名叫"金不换"，意思就是说，即使有千两黄金都不能换其活血化瘀的功效。

具体做法：取陈皮30克，三七10克，用箩筛几次之后，研成粉末，装到胶囊中，约0.5克一粒胶囊。虽然此药丸能够帮助女性朋友们疏肝气，不过此药不宜在经期服用。

曾经有位乳房出现肿块的30多岁的女士来我这里看病，我嘱咐她连服一段时间的三七陈皮胶囊之后，肿块渐渐消失，脾气也比之前好了不少。

女人生活在这个世界上要承受身心的双重压力，在这种情况下，更应当懂得爱护自己，而不是身体不适，听之任之，觉得既然无关痛痒也就不理不睬了，等到扛不过去的时候，被疾病所折磨则后悔莫及。

痛经，调理方法有多种

随着现代人养生保健意识的增强，越来越多的患者希望不通过药物，而是通过食疗之方来治愈自身疾病，能不吃药就不吃药，因为"是药三分毒"，很多人都在想，要是吃点日常食用之品就能治愈自身病症就好了。

不过食疗大都只能辅助治疗疾病，有病的时候还是要看医生的。疾病之治有个原则"七分治，三分食"，意思就是说，原本需要吃 10 天药才能治愈的疾病，辅助食疗就能少吃 3 天的药，不仅省了钱，还养护了身体，可以说是一举两得。

不过饮食调养也是有一定原则的，不能不分食物之寒热之性，而且必须考虑自身体质，胡乱饮食不仅不利于调养身体、治疗疾病，反而会加重疾病。就像医生开药必须了解药物之禁忌，否则不仅治不好病，反而伤及身体。

本节主要介绍的是痛经的调理方法。痛经共分为三种痛：寒痛、热痛、湿痛。寒痛是女性朋友们最为熟悉的，月经来临时有血块，经色暗紫，在小腹上放个热水袋疼痛就会显著缓解，此即为中医上提到的"得温痛减"。治病也是如此，可以添加艾叶、附子等热性药物。

既然是因寒而痛，就不能再碰寒的东西了，穿得暖和些，尤其是经期前后，也不能碰冷水。吃饭时以粥为主，可以适当喝些姜糖水；吃些温性水果，如桂圆、坚果等；此时可适当吃些辣味，能够驱散身体中的寒气；或是吃点羊肉，能够帮助你抵御寒邪。

之后就是热引发的痛经，这种痛经虽然比较少见，不过也是存在的，在此介绍一下。此类患者来月经的时候无血块，经量多，是鲜红色或淡红色，月经天数比原来长，并且此类女性喜欢吃辣味，而且吃得多。热能迫血妄行，意思就是说，本来要出一升，却会由于热出一升半到两升，不仅会痛经，还会由于出血过多而身体虚。了解到自己的痛经为热因，应当忌食辛辣，吃些偏凉水果或果汁，多吃蔬菜，热解决了，痛才能止，血才得安，月经即可恢复正常。

湿引起痛经时，白带增多，白带多即为湿重。从西医角度上说，即为白带引起上行感染导致盆腔炎症，进而诱发痛经。而从中医角度上说为湿气淫溢上泛到胞宫引发疼痛。

此类痛经的女性可以吃些薏米、山药。薏米有祛湿之功，而山药能健脾祛湿，熬山药薏米粥的时候可添加些小米、赤小豆，以增强其祛湿效果。每天早晚分别吃一次，不但能解决饥饿问题，还能治病。患带下病的女性常喝此粥，疾病即可不治而愈。

因为湿而出现痛经的女性也是要忌口的，肥腻食物不宜食用，如奶油、肥肉等，否则会加重湿气。

白带，找白头翁帮你治

白带，女性从阴道中流出的带有黏性的白色液体，它由前庭大腺、子宫颈腺体、子宫内膜的分泌物和阴道黏膜上皮细胞混合而成。白带内含乳酸杆菌、溶菌酶、抗体，因此可抑制细菌生长。性行为过程中，白带会增多，进而润滑阴道，利于性生活。通常情况下，月经中期白带增多，稀薄透明，排卵之后白带变得黏稠，浑浊量少。经前和孕期白带会有所增多。

而带下病就是指带下不断，量多腥臭，颜色异常，而且伴随着全身症状。主要表现为：从阴道流出白色液体，或经血之中夹杂着白色液体，淋漓不尽，质地清稀，被称之为"白带"，此外还存在黄带、黑带、赤带、青带。

带下异常为湿所致。因此，中医治疗以化湿为主，而西医治疗以抗菌为主。刚开始出现白带是湿重，慢慢地由多变黄，即为由湿生热，变为黄带，形成湿热带下，湿热迫至极限，伤风动血，即为赤带。

记得有一次，一位 38 岁的女性白领来到诊所看病，她告诉我，自己已经被带下病困扰很多年了，主要表现就是白带多。自己当年生完孩子后的几个月为了确保奶水充足，没少吃营养品、肉类、蛋类等。到最后，孩子到是营养充足，可自己却长了一身的肥肉，白带也变得异常，一天换好几个护垫，到后来去医院看中医，医生给她开了些汤药，喝了一段时间不见效果也就不了了之了。后来又看了西医，说是有炎症，输了好几个疗程的消炎药，每次输液的时候症状就有所改善，可是停药不久就会复发，就这样断断续续治了好几年了。

我问她白带的颜色，她说只是白色。既然没有发展成黄带、赤带或黑带，说明病情还不是太严重，我给她开了个外用方：取中药孩儿茶、石榴皮各 10 克，煎成半盆水，放入白矾 5 克并化开，之后用此煎剂熏洗阴处。我给她开了几个 20 毫升的注射器，让她每次取一个抽取药液冲洗阴道，每天洗 1 次。

我看了看她的舌头，舌苔白厚、小便黄，知道她体内湿热很重，想要根治此病，必须彻底清除她身体中的湿热。于是我又给她开了些白头翁，让她回去之后用它煎汤，也可以直接泡饮，每次用量不宜超过 15 克，可反复泡饮。

大概半个月之后，那位女士前来复诊，告诉我现在白带已经少多了，而且原先大便时有黏腻不爽的感觉，现在也好了很多。

我又看了一下她的舌苔，从白厚变成了薄白，说明体内的湿气已经祛得差不多了。那么为什么她的大便也变得畅通了呢？因为湿性黏滞，导致大便不爽，湿一祛，则大便自然畅通，主要为白头翁的清热祛湿之性。

我嘱咐她，以后白矾可减量使用，三五次后，从少到无，因为白矾有轻微刺激，用它主要是为了杀灭导致白带的滴虫、霉菌，等到痒止、白带正常时即可停药。

孩儿茶为豆科植物儿茶熬成的茶膏，有清热化痰、降火解毒之功，研成粉末外用能够治疗宫颈炎。石榴皮味酸涩，而酸涩主收敛，祛湿止带为石榴皮之特性，之所以白带越洗越少，主要是因为此方在清热祛湿的同时能将白带收敛回去。

黄带，试试黄土炒黑豆

上一节中讲的是白带，在这一节为大家讲述一下黄带，它是白带恶化之后所引发的一种带下病，很常见。带即湿，而黄即热，所以说，这是一种湿热引发的带下。黄带不仅色黄、质稠，而且伴随着腥臭气味，非常难闻，诸多职业女性深受其困扰。

多数情况下，女性朋友在发现自己患了这种带下病后会习惯去看西医，先化验一下白带，进行细菌培养，检查白细胞、红细胞、霉菌、滴虫等，最终确诊为阴道炎、宫颈炎等症，常见的治疗方法无非是消炎，连续使用抗菌药物7～10天，最开始效果还不错，可停药不久后病症又会复发，总是这么反反复复太惹人心烦了。

记得有一次，一位被带下病困扰了很多年的女性来到诊所，她告诉我，自己每次犯病的时候都会使用消炎药，病情的反复让她认为这种病一旦得上就没有治愈的可能了，后来经人介绍找到我，问我中药是不是能根治黄带？

然后经过一番检查之后我并没有给她开药，只是告诉她回去之后炒几斤黑豆，每天吃2次，每次吃100克，早上喝粥的时候在粥中加些山药和芡实粉，每次加10克。

一个星期之后，那位女士前来复诊，说自己的带下量显著减少，我嘱咐她回去之后把黑豆的量降至每次吃50克，山药、芡实各5克，坚持吃了十几天就治好了她的带下病。

下面就来为大家介绍一下这其中的原理。

黑豆入肾，能够补肾强精。此外，《本草图经》之中还提到，黑豆"可解百毒"，药性缓和，虽缓却可根治。

治疗女性黄带的时候喝黑豆豆浆是不行的，要吃黄土炒的黑豆，普通的黄土就可以，一斤黑豆加一斤黄土，用炒菜锅炒就可以，先将黄土炒热，之后向锅内倒入黑豆，转成小火炒，这样可以防止将黑豆炒焦，要不断地用铲子来回翻炒，大概十几分钟之后，黑豆就熟了，筛掉里面的黄土，擦掉黑豆表面的土垢就可以了。

脾属土，用土炒过的黑豆有土性，能直接入脾，带下病之病根是湿，管湿的主要脏器是脾，通过脾气之升清作用能够将湿气化掉，进而减少带下。因此，土炒黑豆的目的是为了让黑豆直达脾脏，进而解除脾湿，治愈带下病。

实际上，带下病也为女性任脉虚导致的疾病。任脉属阴，阴虚则白带异常，仅仅靠黑豆解毒很难显出效果，因此还要补虚、强任脉。山药即可补虚，芡实可补肾精、强任脉、止带化湿。将等份山药、芡实研成粉末，晚上熬粥的时候放入10克就可以了。

赤带，丹皮黄檗汤就能治

赤带即在非行经期，阴道内流出赤色或赤白相间的黏液，多出现在育龄期妇女身上，也可出现在青春期妇女身上。若更年期妇女出现此类情况，应当警惕肿瘤的可能性。赤带和赤白带易出现在西医排卵期出血、子宫颈出血、宫颈息肉出血、放环后出血、生殖道肿瘤出血等症状中。

记得有一次，一位老同学打电话告诉说自己生病了，在医院输了几天液却并未见好转，想到我的诊所来看看。

就这样，当天下午朋友就赶了过来，她告诉我，由于自己平时有白带，所以常常带卫生护垫，还未到月经时，上面突然多了类似月经的分泌物，开始以为是月经提前，后来到医院检查发现是血样白带，并且有恶臭味，非常难闻，量大，医院的医生告诉她这是带下异常，要先止血，之后抗菌消炎。就这样用了几天止血药加头孢素，血虽然稍微少些，不过病情并未有什么变化，她非常着急，担心引起其他并发症，于是想起我来。

她告诉我，自己前一阵子才做过体检，没有宫颈糜烂、子宫肌瘤等，只是白带有些多，因为没什么大问题，所以她一直没怎么放在心上，也没用药，以为过一阵子自己就痊愈了。可就在前几天，陪客户出去喝酒，也不知道是当时喝得太多了还是怎么着，第二天早上起来之后就成这样了。

我并没有给朋友输液，而是给她开了 100 克丹皮和 100 克黄檗，以及一瓶云南白药。我让她回去之后把丹皮和黄檗放到温开水中冲泡，每次各取 6 克，过滤去渣，留汁，冲泡 3 小勺云南白药粉。此外，还要取丹皮和黄檗各 10 克煎汤，坐浴熏洗外阴。

我还嘱咐她，辛辣之品千万不能吃了，酒更是不能再喝了，每天特意吃几片白萝卜，午餐、晚餐餐后 2 小时吃 2 次，每次吃苹果大小的块就可以了。

大概 1 个星期之后，白带中已无血色，带下量少了很多。停用云南白药之后，又继续用了 4 天，症状就差不多痊愈了。

最后提醒女性朋友们，赤白带为带下病中最严重的疾病，应当及早预防，及早治疗，不要等到湿变成湿热时仍然不知道自己患了病，也不忌口，常常辛辣在口，最终患上赤带，后悔莫及。

黑带，外用妇炎平胶囊

黑带患者的带下会出现如同锅底黑那样的残渣，《傅青主女科》上有记载，也叫带下黑候，指妇女经常从阴道流出黑色，甚至像黑豆汁那样的液体，黏稠或清稀，或有腥臭味；或在赤白带下夹杂着黑色液体。伴随着面黄消瘦，口渴喜凉饮等。多为热盛熏蒸，伤及任脉、带脉、肾水亏虚而引发的。

这就如同是做饭，火和热将正常的津润带下耗干，就剩下黑色残渣。这把火源于胃，即中医上提到的胃火，那怎么做才能避免胃火太盛呢？

尽量少吃火锅、辣椒等，现在很多女性朋友喜欢吃辛辣刺激食物，似乎只有辣味才能刺激她们的食欲，甚至有的女性朋友说辣味食物能美容瘦身、延缓衰老。还有些女性因为工作职业特殊，变得"无酒不欢"。这些东西下肚之后如同一团火一样由口入胃，进入肠道，火本应由下向上烧，可现在却从上向下烧，直烧到胃肠，烧至女性胞宫，将身体中的水分蒸发掉，白带蒸发完之后只剩下黑渣，小便经水分蒸发后变得少而黄，并且会感受到尿道口发热，排尿疼痛。此即为中医上提到的火热耗伤津液。同样，由于大便内水分含量少，进而引起便秘，本来大便很正常，可现在却四五天排便一次，干燥。本来行经时需要 1 个星期，经量正常，可现在只是来 2 天就消失了，经量很少，很明显，血也在火和热下被耗干了。

白带变为黑色，舌苔也变成黑色，中医看病的时候会看舌苔，正常人的舌头上有薄薄的白苔，如同笼罩着一层霜，霜即胃气，说明胃之消化功能正常，有胃火时，舌苔会从白变黄，若胃火越来越旺，积盛至极限时，舌苔会变黑。

找出病因之后，就要想办法清胃泻火。从中医的角度上说，苦能清热，谈到苦，我们很容易想到黄连，黄连为清热泻火燥湿之良药，可以泡水，每次取10克，放到清水中冲泡，虽然黄连水很苦，不过非常有利于降胃火。

不过仅仅靠喝黄连水是无法完全治愈黑带的，应当标本兼治，外用妇炎平胶囊，每天晚上临睡前用1次。用清水洗净外阴，将胶囊放到阴道中，每次2粒。妇炎平在很多地方都能买到，内含苦参、蛇床子等，有清热、燥湿、止带、杀虫之功，西医认为，妇炎平可抗霉菌、杀滴虫，治疗女性带下病。平时可以吃些苦瓜，也可以清泻胃火。

不过这种方法并非适合所有的女性，四肢冰冷、身材瘦小的女性原本脾胃虚弱，身体中缺乏大量水分，黄连清热燥湿的同时会消耗体内大量水分、津液。因此，此类女性不宜采取此法。

最后强调一点，生病时要懂得忌口、保护自己，酒、辛辣之品尽量免沾，防止疾病迁延不愈。

盆腔炎，粥茶即可治

盆腔炎即女性盆腔生殖器官、子宫周围结缔组织、盆腔腹膜炎症，慢性盆腔炎症通常为急性期治疗不彻底迁延所致，发病时间久，病情顽固。细菌逆行感染，通过子宫、输卵管至盆腔，不过现实生活中，并非所有的女性都会患盆腔炎，发病的不过是少数，主要是因为女性生殖系统有自然防御功能，正常情况下可抵御细菌入侵，当机体抵抗力降低或因为其他因素导致女性自然防御功能被破坏时才会诱发盆腔炎。

妇人的白带病即下游白带逆行向上，感染到上游的胞宫、盆腔，炎症慢慢地刺激，久而久之就导致了盆腔炎，表现出急性炎症痛。

早期的白带异常并不会引起腹痛，不过当白带过多时，肚子就会突然很痛，这就是说病已经向上走了，即中医上提到的上行感染。

对于盆腔炎导致的疼痛，西医通常会给患者开止痛剂和缓解痉挛性药物，中医治疗此病的过程中会给患者开延胡，将其研成粉末后装到胶囊内，每次服5粒，用金银花、蒲公英泡的茶冲服，至腹痛可以忍受时熬些粥，在粥中添加一些提前泡好的冬瓜仁、薏苡仁，每天喝2次，疼痛就不会再复发了。不仅白带能减少，盆腔炎也可逐渐痊愈。

延胡索胶囊具体做法：取适量延胡索，研成粉末后装到胶囊中，每粒胶囊0.5克，每次服5粒，每天服2次，疼痛减轻或不痛时再巩固吃上一两天即可。

从中医的角度上说，延胡索可行血中气滞，所以能够治疗周身诸痛。由此可见，延胡索不仅能够治疗妇科痛，还可治疗胃肠、心绞痛等，现代医学研究证明，延胡索止痛的同时还可镇静、催眠，很多疼痛、失眠的女性都通过服用延胡索改善症状。

可以将金银花、蒲公英一同放到一个干净的杯子中，倒入适量沸水泡茶，能够解除盆腔炎中的热、毒，中医将盆腔炎称作热入血室，温热、热毒乘虚直犯阴中，于胞宫内开战，它们之间开战，你就会腹痛，带下过多，严重时发热、月经不调，甚至不孕。金银花、蒲公英都有清热解毒之功，能够将身体中的热毒从体内驱除出去。

热虽然解除了，不过湿还在体内，薏苡仁能利湿，冬瓜仁性凉，可清利，即下行至意，多数盆腔炎患者小便时灼热，喝些薏米仁冬瓜粥不仅小便灼热会减轻，带下也可逐渐减少转至正常，每次分别取10克，最好让药房将冬瓜仁和薏苡仁捣碎，熬的时候易软，效果更佳。

盆腔炎引起的疼痛虽然是急性的，不过盆腔炎本身是种慢性病，需要进行慢治，粥、茶遵循的就是这个原则。如果仅仅是止痛，而不根治盆腔炎，那么疼痛就会反复发作，去看医生之前更不能服用止痛药。否则，去做检查的时候会很难查出具体病症，容易耽误病情。

外阴瘙痒，酒浸百部可杀虫

外阴瘙痒为妇科疾病中最常见的一种，外阴是非常敏感的部位，妇科多种病变、外来刺激都可能会引起瘙痒，让人寝食难安、坐卧不宁。外阴瘙痒大都出现在阴蒂、小阴唇，也会波及大阴唇、会阴、肛周。

记得有一次，一位女患者来我这里看病，她告诉我，自己已经被外阴瘙痒困扰将近1年了，病情时轻时重。她告诉我，自己平时非常讲卫生，常常用洗液，之前去看过西医，做过检查，结果是滴虫感染，吃了好长一段时间的甲硝唑类抗滴虫药物，可停药之后没多久还会再痒，本来自己的胃就不怎么好，服用这类药常常不是反胃就是恶心，可为了治病，只得硬着头皮吃下去。连续服药几个月，整个人不仅气色不好，而且瘦了一大圈。后来到医院检查，被诊断为慢性胃炎，旧伤还没有痊愈，新病又生，吃药会伤胃，不吃药又没办法治病，搞得她都不知道吃还是不吃了。

有时候自己坐都坐不住，身体里就好像有条虫子，痒得难受，左右摆动。《景岳全书·妇人规》中有云："女人阴痒者，必有阴虫，微则痒，甚则痛，或为脓水淋沥，多由湿热所化。"从中医的角度上说，阴痒实际上阴虫导致的，先痒后干痛，外阴处如同感染似的分泌出很多脓水。中医认为"虫"归属于湿热，西医说的滴虫能够在显微镜下观察到，一个无形虫，一个有形虫，无论有形还是无形，杀虫即可痊愈。

甲硝唑为杀虫药，不过这个药副作用比较大，特别是那些脾胃本来就非常弱的女性朋友，即使饭后服药也会刺激胃。还是采用外洗法比较好。我给那位女患者开了瓶纯酒精（医用的95%的酒精），60克百部根，两瓶500毫升蒸馏水，50毫升一次性注射器。调配的过程中应当掌握配伍比例，浓度大会灼伤外阴，浓度小则不能杀菌。

具体调配方法：将纯酒精倒入干净的容器内，倒入一瓶 500 毫升的蒸馏水，这样酒精即变成 50% 的 1000 毫升酒精，放入干燥的百部根，浸泡 10 天，过滤之后用注射器把滤出液配伍为 30% 浓度，即成为外用百部根液，此即为治疗滴虫之最佳浓度。

用百部液之前，可先用合适温度的白开水或 0.1% 的新洁尔灭消毒水冲洗外阴道后，用消毒医用棉球蘸百部液涂阴唇和阴道，每天晚上睡觉以前涂抹 1 次，每 3 天为 1 疗程。差不多半个月才能见效。

那位患者回家后连续用十三四天后打电话给我，说疗效非常好，已经不痒了。她还打算继续治疗几天，再去医院做分泌物涂片复查，看看有没有痊愈。

百部本来是止咳药，内服能止咳，不过外用能杀虫，不但能杀阴道滴虫，还能杀蛲虫、头虱、疥癣等，百部为这些虫的克星，和酒精配伍不仅能局部消毒，再加上浸泡了 10 天，能够充分浸泡出百部的药性，进而充分发挥其功效。

其实，用百部熏洗的效果也是非常不错的，百部煮水之后外洗，每次取 20 克百部根煮水，刚煮好的时候非常烫，选择大小适宜的盆子，坐到上面，熏一段时间之后，手摸时温度适宜后清洗，清洗完后不用再用清水冲洗，残留于阴道内的药液能够充分发挥其功效。

子宫肌瘤，内调外养可消瘤

子宫肌瘤是女性生殖器官中常见的一种良性肿瘤，又名纤维肌瘤、子宫纤维瘤。子宫肌瘤主要为子宫平滑肌细胞增生所致，其中有少量纤维结缔组织作为支持组织存在，因而被称作子宫平滑肌瘤比较确切，简称子宫肌瘤。

很多女性对自身的健康认识匮乏，很少去做体检，导致子宫肌瘤发展到很大的时候才发现身体的异常。再加上部分女性缺乏医学基础常识，如果自己的月经突然异常：月经量增多、月经周期延长、闭经、月经淋漓不尽等，就要考虑自己是不是患上了子宫肌瘤，及时到医院做 B 超，进行妇科检查。

中医称子宫肌瘤为症瘕病，症瘕实际上就是指腹部有包块，意思就是说，女性除了有上述月经病外，去医院前可先摸摸自己的小腹是否积聚着包块，触及包块处是否有胀痛、胀满感，若有，则为症瘕病。

中医将症称之为血病，将瘕称之为气病。实际上，临床上很难将二者区分开来，因而通常将二者统称为症瘕。简而言之即正气不足、血病。

在此提醒大家注意，症瘕病可分成良性和恶性两种，做检查后，若查出为子宫肌瘤，必须进一步做病理检查，区分究竟是良性还是恶性。本节主要介绍的是良性子宫肌瘤。

患症瘕病的女性通常有以下特点：脾气不好，要么容易暴躁，要么遇事想不开，经期不注意，反复着凉或受热。一般情况下，此类女性根本不将月经失调放在心上，也不相信月经失调会诱发什么其他病症。哺乳期时会因为气血虚，外感风寒、风热易侵入体内；带下病也为子宫肌瘤的重要诱因之一，因为带下病会扰乱盆腔正常生活秩序。

脾气不好的女性一般肝郁，而肝郁则容易导致气"结"，进而使得经脉不通，血行受阻，阻在上，久而久之就形成了乳房肿块；阻在下，时间一长就会形成症瘕。

我们都知道，行经期间着凉月经中会生出血块，即血瘀，血瘀时间一久，积在身体中不化就会形成症瘕。血对于女性来说非常"娇气"，应当细心呵护。

带下属湿，湿有黏滞的特点，易内侵，内侵即沿着阴道上行之意，上行至冲脉和任脉，甚至胞宫，和胞宫中的余血纠缠在一起，久而久之形成症瘕样包块。

想让自己避免长子宫瘤，就应当注意梳理肝气，少生气，经期、哺乳期时尽量避免伤寒、受热；月经不调时查明病因，将月经调好。患带下病之后，可以从中医的角度祛湿，也可以从西医的角度上杀菌、抗病毒，及早将其治愈。

被查出已经患上子宫肌瘤时，不要着急，不要慌张，先确诊究竟是良性还是恶性肿瘤，如果是良性的肿瘤，采用中药治疗之法即可将其治愈。若平时由于肝气而导致气滞血瘀，同时伴随着精神抑郁，腋下两肋胀满，可服用香棱丸或大黄庶虫丸。还可将药丸加醋调和成膏状，贴于肚脐之上，再在上面放个暖水袋加温，增强药物之渗透力，也可增强口服药物之药力。药中的木香擅长理气，三棱、莪术擅长活血化瘀，大黄峻猛攻下，加上庶虫的活血化瘀之功，肌瘤即可早愈。

若患症瘕的女性带下多、有恶臭，可以用桂枝茯苓丸、苍附导痰丸，苍术燥湿除邪祛带，附子温化温结，桂枝温经通阳，茯苓健脾祛湿，若偏脾虚、舌苔厚，食欲不佳，可每天早晚服一次桂枝茯苓丸，中午加服1粒苍附导痰丸，半个月为一疗程，疗效显著。

症瘕病非常伤肾气，而肾气虚弱的女性也很容易患上症瘕病。因此，治疗此病的同时要注意补肾气，每天加服1次六味地黄丸，两种药服用时间最少间隔2小时，在胃充分排空情况下服药能充分发挥药效。

患上症瘕病后要定期复检，观察瘤体大小，若变小或消失，说明药物疗效不错；反之，若瘤体增大，或迅速生长，应当到医院进行手术治疗。孕妇患上此证时应慎重用药。

子宫脱垂，找蛇床子乌梅汤来帮忙

子宫脱垂就是指子宫从正常位置沿着阴道下降，宫颈外口达坐骨棘水平之下，甚至子宫全部脱出于阴道口之外，子宫脱垂经常合并着阴道前壁和后壁膨出。

西医上并没有什么有效的方法治疗此病，口服中草药见效的速度也非常慢，外用可直达病灶。中医治病即用酸性固涩脱出物。

记得有一次，一位老同学打电话告诉我说她在生孩子的时候坚持顺产，却没想到顺产虽然成功，自己却被子宫脱垂所困扰，问我有没有什么有效的方法能将其治愈。我给她推荐了蛇床子乌梅汤。

具体做法：取蛇床子 50 克，乌梅 30 克，放到清水中浸泡半小时，倒入适量清水煮沸，之后转成小火继续煮半小时，大概半盆水，等到水温适宜时用其清洗患处。

此方之中的蛇床子可燥湿杀虫、止痒，治疗女性阴痒，还有温肾助阳、暖宫之功，有效治疗子宫脱垂，

乌梅味酸涩，有收敛固涩之功；蛇床子不但能燥湿杀虫、止痒、治妇科阴痒，还可温肾助阳、暖宫。此方专治子宫脱垂。

导致女性子宫脱垂的原因包括：坚持顺产导致产程过长，影响子宫复原而脱出，中医称其为"恶露"。

现代家庭的生活条件比较好，产妇孕期营养丰富，甚至营养过剩，自己过剩的同时孩子也会过剩，很多孩子产下时八九斤重，如果产妇本身盆骨小、身材略小，则很难产下这样大的孩子。再者，现在的产妇大都娇惯，活动量非常少，常常担心自己磕了碰了，整天不是躺着就是坐着，岂不知这些都是导致产妇产程过长的原因，在这样的情况下坚持顺产最易子宫脱垂。

此外，长期便秘，结肠内粪便积聚太多，使得本来就比较狭窄的小腹被侵占很多，子宫压力增大而脱垂。

此病还容易发生在老年女性身上，年轻时冲脉和任脉为子宫的屏障，非常坚固，上了年纪后这个屏障会老化，女性带脉对子宫之牵拉如同个橡皮筋，时间一久，韧性就会变差，带脉变得松弛，提升无力，进而诱发子宫脱垂。

此病重在预防，早期子宫脱垂时小腹下坠，之后牵引腰部下坠。实际上，这就是带脉被牵拉产生的感觉。下面教女性朋友们一种预防此病的动作。

具体做法：跪伏在床上，学着鸭子吃食的动作，每天早晚分别做 1 次，

每次坚持 15 分钟，坚持一段时间，下垂子宫即可上行复位。

采用此锻炼方法的同时用蛇床子乌梅汤熏洗会阴处效果更佳，轻度子宫脱垂的女性采用此法 7 ~ 10 天，症状即可消失。

已经患上此病的女性不能劳累，注意休息，减少性生活次数，重视调养的过程。

恶露，内服外敷即可止

恶露，即女性产后阴道排出的瘀血、黏液。产妇分娩后随子宫蜕膜尤其是胎盘附着物处蜕膜的脱落，含血液、坏死蜕膜等组织，经阴道排出，又名恶露不尽、恶露不净、恶露不绝、产后恶露不尽、产后恶露不绝。

记得有一次，一位 34 岁的女士来我这里看病，她是一名大学教师，当初研究生毕业时就已经 29 岁，毕业之后才结婚，已经算是晚婚，可后来想要孩子却怎么都保不住，患上了习惯性流产。这次刚怀孕一个多月就发现下身出血，赶紧到医院打保胎针，谁知，刚打完一针就流产了。流产之后，下身还是有血，已经半个月了，淋漓不尽，而且黏、臭。

其实，自然流产和生孩子一样会出血，若子宫内的血流不净，就会瘀积在子宫内，淋漓不尽，一会儿仿佛流净了，一会儿又开始流了，让人厌烦。

那位女士身体瘦弱，面无血色，看起来很虚弱，说话时有气无力，此即为中医上提到的中气虚导致的少气懒言，由于虚而连累冲脉和任脉，冲脉、任脉均能保护子宫，可此类女性的冲脉和任脉却非常脆弱。

像这位女士目前的情况，应当先强中气，补虚健脾，吃些补气血之品。我给她开了点黄芪，让她泡水喝，上午 10 克，下午 10 克，每 10 克能泡四五次水。之后用云南白药敷肚脐，每次用一瓶的 1/3，用凉开水调和成膏状敷在肚脐上，每天换 1 次。

　　大概半个月后，那位女士前来复诊，一进门，我就看出她精神了不少，她告诉我，自己喝了几天黄芪水之后变得有力气多了，外敷几天云南白药后，下身的血液多了，但是血和原先流出的血的颜色不一样，从紫红色变成了鲜红色，臭味也小了很多。连续用 1 个星期之后恶露就止住了。

　　从中医的角度上说，黄芪可补气升阳、益卫固表、托毒敛汗及以生肌，用黄芪补的同时还有个向外托的功效，能够托瘀而出，将子宫内的瘀血排出。

　　对于虚弱体质的女性来说，内服云南白药粉可能会导致出血过多，让身体变得更加虚弱，因此改为外敷。肚脐为身体的薄弱环节，也是药物最易渗透之处，肚脐下 3 寸处即为女子的胞宫，因此外敷云南白药能够直达胞宫，瘀祛，恶露消，疾病愈。

　　现在之所以有那么多的女性出现恶露，主要是频繁流产，进而形成习惯性流产所致。想要从根源上解决恶露问题，应当采取最安全、有效的避孕措施，为自己和自己的身体健康负责。

阴道炎，就找双黄连来帮忙

　　阴道炎即阴道炎症。健康女性阴道由于解剖组织特点对病原体侵入有自然防御功能，如阴道口闭合，阴道前后壁紧贴，阴道上皮细胞在雌激素刺激下增生、表层细胞角化，阴道酸碱度平衡，使得适应碱性病原体的繁殖过程受到抑制，颈管黏液呈碱性。一旦阴道自然防御功能被破坏，病原体则容易侵入、繁殖，诱发阴道炎症。

　　女性预防妇科病的第一道防线就是阴道，所以，患上阴道炎就相当于失去了第一道防线，疾病会从阴道上行到宫颈，诱发宫颈炎、宫颈糜烂，继续发展，入侵胞宫，就会诱发子宫内膜炎症，直到最后，整个胞宫都被疾病包围，则发展成盆腔炎。受连累的还包括附件，即平时提到的附件炎。因此，将阴道炎治愈，即可预防其他妇科疾病的发生。

女性很容易患上阴道炎，可此病的治愈就没那么容易了。之所以难治，主要是因为方法不当，消炎药用得越多，阴道菌群的耐药性就会越强，导致此病反复发作，到头来阴道炎没治好，反而因为长时间服药而患上了慢性胃炎。

单纯的阴道炎最好不要长期使用西药，容易产生耐药性，而且易复发，可以用中药外敷。买来治感冒用的 500 毫升的双黄连粉剂，打开瓶盖，取一瓶 100 毫升的生理盐水，浸泡到装着开水的容器内 2 分钟，以免水太凉，拿起瓶子来回摇晃几下，至不烫手即可，之后用手打开瓶盖，倒入 300 毫克双黄连粉剂，盖好盖子，摇匀，冲洗阴道，冲洗好后，用消毒医用棉签擦干，余下的双黄连粉末涂在外阴和阴道黏膜上，每天涂一次，每 10 天为 1 疗程，最多 2 疗程即可痊愈。

双黄连有消炎、抗病毒之功。之所以得名双黄连，主要是因为里面有黄连和黄芩两种药，二者均有清热燥湿之功。黄连能泻火、燥湿、解毒、杀虫，小檗碱能治痢疾、结核、肺脓肿、白色念珠菌感染、皮肤化脓性感染、中耳炎等，可将其研成末状调敷于创面上，或是煎水外洗，将其所煎得的汁点眼，能够治疗眼结膜炎导致的充血。黄芩清热燥湿的同时还能抗炎、抗变态反应，也就是能抗过敏。发生阴道炎时，黏膜会由于过敏出现水肿、充血，而黄芩刚好针对此类症状。

双黄连粉剂中除了添加黄芩和黄连，还包括金银花、连翘等有清热解毒之功的药物。阴道是人体中比较脆弱的部位，之所以选择双黄连粉剂，为的就是提高药物纯度，一旦纯度不够，或加工的不细，很容易伤害到阴道黏膜。双黄连粉剂为高科技提取中草药，能直接静脉输入血管中，用起来比较安全。

不过很多女性患上阴道炎的时候并不知道自己已经患病，一直拖到严重之时才有所感觉，那时已经阴道黏膜充血、水肿，白带增多、有异味、瘙痒，甚至白带中夹杂着血丝。所以定期妇检还是非常有必要的。

但是要注意，这种方法并不适合孕妇，因为药性可上行至胞宫影响胎气，所以怀孕之后则不能采用此法。

阴道干涩，就用麻油菟丝子膏

阴道干涩与年龄、压力、炎症等有很大关系，出现此类症状时，应当找出病因，及时治疗，以免影响到夫妻关系和谐。

记得有一次，一位二十七八岁的女性来到诊所，她情绪低落，心事重重。我问她哪里不舒服，她的脸突然就红了。我安慰她："没关系，哪里不舒服就和我说，不然的话我怎么对症下药啊。"说完给她倒了杯水，她的情绪才逐渐稳定下来，道出了自己的苦衷。

原来，半年前她突然得了种怪病，同房时阴道干涩、疼痛，最开始疼痛不严重，但是这段时间痛得非常厉害，现在已经影响到了夫妻正常的性生活。老公常常埋怨她，虽然她百般解释，可老公却将信将疑，以为她不想配合自己。

去看西医，西医说可以注射激素来调节，可是一听到"激素"两个字自己不禁打了个"寒战"。想着还是去看中医吧，宁愿喝几个月汤药也比打激素好，后经人介绍找到我。我告诉她，性激素并不会产生什么大的副作用，可她仍然不愿意注射性激素。

我让她张开嘴，发现她舌体发青，卷起舌尖，舌下血管青紫严重，可以肯定她的肝脏不是太好，因为肝主青色。长时间心情不好，肝气滞，血瘀不通，就会影响到阴道，情绪不好时，阴道正常的阴液分泌量就会减少，出现阴道干涩，同房时产生疼痛。

我给她开了个自制药膏：麻油250克，菟丝子30克研成细末，混合均匀，之后用菟丝子膏擦外阴和阴道，每天 1 次，5 天为一疗程，连续涂 2 个疗程。

此外，我还让她在足厥阴肝经的太冲穴（位于足背侧，第 1、2 跖骨结合部前凹陷处）、曲泉穴（屈膝，膝内侧横纹头上方，半腱肌、半膜肌止端前缘凹陷处）、足五里穴（大腿内侧，当气冲直下 3 寸，大腿根部，耻骨结节下方，长收肌外缘）贴敷麝香追风膏，将一块膏药剪成大小相等的 6 小块，贴于 3 个穴位上，每 2 天换 1 次，也是 5 天 1 疗程，目的是通过膏药的辛透作用泻肝气、通肝经。

那位女士回去之后连用了 2 个疗程之后，特意上门来感谢我，说自己的阴道干涩现象已经消失，夫妻关系变得更加融洽。

我为她开的麻油菟丝子膏中的菟丝子是味温补肾阳药，可助阳又可补阴，性温和，无人参大补之燥热，也不存在诸多补益药的黏滞性，菟丝子性平、质润、多液，有养肌强阴之功，"强阴"就是指强阴器、外生殖器。

对于女性朋友来说，出现此病时莫着慌，因为越是着急，同房时阴道分泌物就会由于肝气不舒、情绪低落而减少，诱发性交痛。时间一久，阴道正常分泌被打乱，夫妻性生活变得不协调。

由此可见，自我调节也是非常

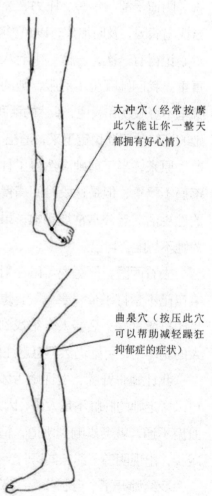

太冲穴（经常按摩此穴能让你一整天都拥有好心情）

曲泉穴（按压此穴可以帮助减轻躁狂抑郁症的症状）

重要的，内心之中不能有太大压力，应当学会自我疏解，没事练练瑜伽，做做有氧健身运动，多与丈夫聊天，沟通感情，即可缓解阴道干涩引发的疼痛，避免由于疼痛而紧张、由于紧张而导致的性生活质量下降。

性冷淡，鹿茸核桃帮你提升性欲

性冷淡即性欲缺乏，简而言之即对性生活没有兴趣，性欲衰退。一项调查显示，在受过良好教育、身体健康的夫妇中，16%的男性和35%的女性有性冷淡症。未育夫妇中，性冷淡占2%，不过没有一点性欲的人少之又少。

对于性冷淡，多数女性不好意思说出口，也不愿意看医生，岂不知性冷淡不仅会导致迅速衰老，而且还会使自己与老公的关系也变得紧张，甚至因此而婚姻破裂。

女人本身就应该有性的滋润才可以变得更加健康、有气质，防止未老先衰，"润"即通过卵巢正常代谢调节体内激素水平。正常的性生活、性高潮，卵巢才可防衰，不会提前衰老，也不会早早闭经，性冷淡也就不会找上你了。

西医治疗性冷淡的时候会给患者用些促性腺激素类药物，不过有的女性在用过此类药之后会乳胀、头晕，此类药物还容易诱发卵巢囊肿。

多数性冷淡的女性都有这样的体征：体形消瘦，容易手脚冰凉，腰部酸痛。最主要的一点就是腰部发冷，并且这种腰冷和小腹冷一样，放个热水袋就能暖过来。不要以为这是简简单单的着凉，这是命门火衰。命门火即肾火，即中医中提到的肾阳，肾阳虚就会导致身体发冷。

肾阳决定着一个人的性功能，缺乏肾阳之温煦，就会四肢冰冷，腰部命门处酸痛，任何时候都能感受到腰部冰冷，而且没有性欲望，甚至一两个月根本没有性想法。

对于此类女性，我一般会给她们推荐鹿茸核桃膏。具体做法：20克鹿茸细粉，500克蜂蜜，250克核桃仁，倒入适量清水调和成粥状，之后放到锅内煮，锅沸后转成小火继续熬20分钟即可。每天吃2次，每次吃2勺，差不多10毫升，慢慢地，体内的阳气就会变得旺盛，性冷淡逐渐被治愈。

不过此方不能过量服用，否则会上火。有的女性朋友为了改善现状，无视我开出的用量，本来十天半月才能吃完的药，她三五天就吃完了，被口腔溃疡、流鼻血等症状找上。补肾阳是个循序渐进的过程，心急吃不了热豆腐，按照规定的量坚持服用，一段时间之后定能看出效果。

此方剂之中，鹿茸可补元阳，元阳即肾阳。此外，还可益肾精，即为"命门之火加薪"，女性服用鹿茸可固冲任二脉，冲脉、任脉强盛，胞宫生理功能才得正常，才不会由于虚而出现性冷淡，才可正常排卵，过正常的性生活。补阳药性温，所以服用之后可能会有些上火，若是本来就容易上火的女性服用鹿茸可能会有小便黄、大便干等上火症状，应当减量服用。

西医研究证明，鹿茸中含雌激素、雄激素及以其他各种微量元素，可强壮身体、减轻疲劳、改善睡眠、促进食欲，还可提高女性子宫张力，增强其节律收缩，抗衰老。

性交痛，找蛇床子来暖宫

性交痛指夫妻性交时没有感觉到愉快，而是不适，甚至疼痛，疼痛可能发生在新婚不久，也可能结婚很久后出现，有的到更年期才出现，疼痛部位有时在外阴部，有时在阴道内部，有的会影响到腹部、腰部和背部。性交痛可在性交时发生，也可在性交后发生，甚至持续到性交后几小时、几天。发生这种情况，应当及时纠正、治愈，防止影响夫妻和谐性生活。

记得有一天，一位女士来诊所看病，她来得挺早，可总是笑着说自己不着急，一直等到诊所里没人了她才凑上前来。

那位女士已经32岁，刚结婚一年多，她告诉我，自己每次和丈夫性交时都会痛，有时会有少量出血，搞得夫妻间生活不协调，夫妻感情大打折扣。

我让她张开嘴，舌体发青，舌下络脉也是青紫色的，面色发白，没有红润之色，脉迟。她还告诉我，每次来月经时都会痛经，典型的寒相。

《备急千金药方》之中有记载："治妇女性交痛，蛇床子散，绵裹纳其中，两次遂愈。"于是，我到药房内加工了10克蛇床子粉，制成胶囊，让那位女士带回去，直接放到阴道内外用。3天之后，那位女士前来复诊，说自己的情况好多了。

蛇床子是温药，有温肾阳、暖子宫之功，直接放到阴道内外用，可散寒暖宫，如同给子宫敷了个热宝。热至，寒即消，疼痛止。因此，只要对症，即可迅速治愈疾病。

要记住，蛇床子粉一定要非常细，粉碎时必须过筛，千万不能强筛或硬筛，20克的蛇床子粉最终打成细末不过10克左右。此即为制好的蛇床子散，将其装成胶囊，每粒0.5克，装成20粒左右，每天早晚各放2粒在阴道中，每次用前先用温开水坐浴、洗净，每次2粒，每4天为1疗程。胶囊壳的材料是大米，很卫生，遇湿或水时能迅速溶解，释放药性，充分发挥药效。

如今，很多女性朋友出现了性交痛，不是阴道狭窄，也不是精神过度紧张，而是肾阳虚所致，胞宫阴寒太重。这样的女性不仅会性交痛，而且会性冷淡，易出现不孕、流产，流产次数过多还易导致习惯性流产，甚至终身不育。

最后提醒女性朋友们注意，孕期、哺乳期的女性不宜用蛇床子。症状较轻的女性应当悉心调养，避免着凉，即可不治自愈。

尿路感染，用牛膝、当归、黄芩来治

尿路感染又名泌尿系统感染，为尿路上皮对细菌侵入而发生的炎症反应，一般伴随着菌尿和脓尿。中医称尿路感染为"热淋"，这种乳白色分泌物和白带不同，白带源于阴道，而热淋源于膀胱。

一次，一位41岁的女性到诊所来看病。她告诉我，自己前两天到医院化验，被诊断为尿路感染，不过肾脏健康，医生建议她输消炎液，不过她本就对打针、输液有着惧怕心理，所以液也没输，拿着化验单找我来了。

她告诉我，自己之前并没有得过这种病，只是前几天应酬，去了家川菜馆，吃了些辣味食物，酒也没少喝，回到家时已经很晚了，和丈夫同床后就睡着了。

等到第二天睡醒时就发现自己排尿出了问题，稍微用力尿道就非常痛，并且只能尿出一点，她还发现自己的尿液非常浑浊，似乎是乳白色，于是赶紧到医院去化验。她问我不输液喝汤药能不能痊愈？

我并没有给她开方子，而是给她开了点怀牛膝，50克当归，25克黄芩，特意用棉签将中间的黑心去掉了，一共给她开了3服，让她回去之后每天煎1服，每天3次，饭后2小时空腹服下。而且嘱咐她回去之后忌辛辣、戒酒，更不能酒后纵欲、熬夜。

回去之后，只吃了第一天小便就不痛了，3天之后，她前来复诊，告诉我症状已经全部消失，问我还用不用继续服几天。我说不用了，只是以后要多喝些水，多吃素，饭后2小时空腹吃一两个猕猴桃，即可巩固疗效，防止疾病复发。

《景岳全书·妇人规下》之中有云："淫浊与带下之不同者，盖白带出于胞宫，精之余也，淫浊出于膀胱，水之浊也。虽膀胱与肾为表里，故带浊之源……"意思就是说，尿路感染和房事有关，行房时，肾气虚，经期下泄至膀胱。因此，尿会变成白色。所以，治此病的同时应当注意治肾。

我为她开的药中，牛膝擅长补肝肾、强筋骨，并且，牛膝还能够引血下行，进而利尿通淋，即通利小便。酒为湿热之品，无论是白酒还是啤酒，皆为湿热，再加上吃了辛辣之品，使得血和热下行，最终积于膀胱，导致尿浊、尿困难、尿痛。

牛膝通淋的同时，还需清热燥湿，而黄芩就有此功效。黄芩能燥喝酒导致的湿，泻过食辛辣导致的火。黄芩清热燥湿的同时能入血分，即它能够吃到胃肠之中，清胃肠热的同时吸收入血，进而凉血清热。

而当归是"妇科圣药"，活血化瘀之时还可通，只有通，小便时才不会痛，小便才可顺畅。

最后，提醒女性朋友们注意一点，怀孕的女性不宜服用此方，因为牛膝是孕妇忌用之品。

隔茸灸，治疗带下效果佳

在前面已经提到过艾灸之法，在此不做过多介绍，艾灸所治疾病的范围非常广，带下病也不例外。带下属湿，除湿即可治带下，选择燥湿中药，灸疗通过温热透穴、通经络、化湿。

曾经有位患者患带下病很多年了，尝试过很多治疗方法，可带下病就像是个狗皮膏药，死缠着她不放。后来她们小区的楼下开了个艾灸馆，和朋友各办了张卡，也就是图个保健，没想过治病，一口气连做了十几次，谁知道后来带下病竟然慢慢好了，腰酸、腿软、性冷淡、食欲下降、失眠等症都痊愈了。

艾灸馆办一张十天左右的卡就要一千多块，其实我们完全可以自己在家里进行艾灸。艾条几块钱一支，自己在家做，不仅省钱，而且没有时间限制。对于带下病的女性来说，可以买几片鹿茸，几盒金匮肾气丸，艾灸腹部正中的中极穴，以及带脉、脾俞、肾俞、阴陵泉、三阴交等穴。我告诉她，每次艾疗前将鹿茸片放到清水中浸泡5分钟，之后盖在穴位上，隔着鹿茸片艾灸，每次每个穴位艾灸至灸干、灸热，再继续艾灸3～5分钟。换另外一个穴位时，重新用水湿透鹿茸片，每个穴位重复此艾灸方法3遍，每10天为1疗程，同时配合服用10天的金匮肾气丸。

中极穴位于女性胞宫上面，想化湿治带下，此穴一定要艾灸，此穴处可垂直作用到胞宫这块"湿地"上面。

带脉主管带下，位于侧腹部，章门下1.8寸，第11肋游离端下方垂线和脐水平线交点上，两侧对称互灸，找好穴位位置，用薄纱布固定鹿茸片，左右手分别拿支燃起的艾条，对称艾灸，灸热后，用滴瓶装满0.9%的生理盐水，如同滴眼药一般将鹿茸片滴湿，再灸热，共灸3次即可。

之后是脾俞穴、肾俞穴、阴陵泉穴和三阴交穴，艾灸脾俞穴能够提升脾气，理胃口的同时通过脾气生清化湿之功效从脾之根源解决带下湿气。艾灸肾俞穴能够强肾阳，温化女性带下，只有肾阳充足，才可避免性冷淡，带下才得正常。

湿气下行到大腿内侧阴陵泉穴和三阴交穴，通常情况下，患有带下

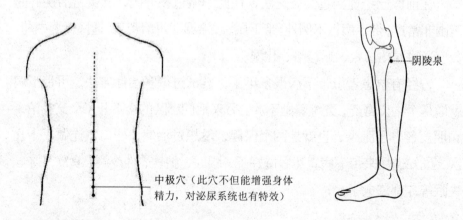

阴陵泉

中极穴（此穴不但能增强身体
精力，对泌尿系统也有特效）

病的女性大腿内侧沿足太阴脾经的线上大都发青紫，略胖的女性虽然没有出现青紫，用手按时却会产生疼痛感，此即为湿重病态。阴陵泉穴、三阴交穴皆为阴穴，也为湿气聚集之处，通过艾灸的方法艾灸这两个穴位可以阻止湿气上行或下行，上下阻截，最终将湿气从体内清除。

金匮肾气丸为常见的补肾虚药物，可以治疗性冷淡、腰膝酸软，内服能补肾阳，同时间接地温化湿导致的带下病，结合艾灸之法，根治带下病。

大家一定注意到了，艾灸的时候我选了一味中药——鹿茸，此药内服可壮阳，外敷通过药性渗透多了补的功效，温补同达，效力加倍。

手脚冰凉，来杯桂枝首乌茶

很多女性朋友都存在这样的现象，无论是冬季还是夏季一直手脚冰冷，不过多数女性朋友并不将其放在心上，认为这不过是多数女性可能会有的表现。

实际上，手脚冰凉和其他妇科疾病一样，是一种病，而并非简简单单的症状。西医诊断此病为末梢血液循环不畅，手脚冰凉而且伴随着麻木的女性被认为是早期末梢神经炎，主要的治疗无非是服用维生素 B1、维生素 B12 等，调养为主，坚持长期治疗。虽然有的女性会耐心地服药，可到最后还是因为没有效果而停药，转看中医。

记得有一次，一个 28 岁的女性来到诊所，她告诉我，自己从 14 岁第一次来月经的时候就开始手脚冰凉，到了冬天热水煲不离手，晚上还要用热水泡脚，有时候还在泡脚水中添加红花、当归等活血药物，可就是这样，自己的手脚还是冰冰的。

后来经人介绍她找到我，因为她才刚刚结婚，很多人告诉她，像她这种体质以后不利于生育。我让她张开嘴，看了看她的舌头，舌苔少，上面冒着水汽，如同刚刚从水中打捞出来的，只有虚寒体质的女性才有这样的舌苔。

虚寒为中医术语，说白了就是人体没有"底火"，致使手脚冰凉，这个"底火"即肾精虚，"五薪"会导致"底火"不足，肾阳虚导致虚寒证。肾阳虚无法治水，致使水汽上浮到舌苔。当我问她是不是腰部冷酸时，她点了点头。

了解到病源在肾，就要注意强肾精、补肾阳，进而根治手脚冰凉。可能有的女性朋友会说，既然是肾阳不足，不如吃些补肾壮阳之品，不过这种做法并不正确，因为补得太过会口舌生疮，甚至生出胃火，导致牙痛，生肺热导致扁桃体炎等。

我并没有给那位患者开大量的补药，只给她开了一味中药——何首乌，此药能直入肾经，将何首乌打成粉，每天餐后1小时，早晚分别冲服10克，为了提升疗效，可添加桂枝一同泡饮。

那位女士回家之后连续喝此茶1个月，手脚冰凉的症状就得到了缓解，现在已经不用拿电热宝了。几个月之后，她顺利怀孕，带着老公一同来诊所感谢我。

何首乌有填精补髓之功，而且不会上火，刚开始服用大便会呈黑色，不过不用太过担心，此为何首乌代谢之后的本来颜色，也为黑入肾强精的原因。

桂枝是一种引经、通络药，它能够引药入经，很多中药方剂之中都添加了桂枝。桂枝通经脉能达四肢末端，与何首乌同用，即可迅速温暖手脚。

可以在服用桂枝、何首乌茶的同时服用维生素B1、维生素B12，中西结合，疗效更为显著。

第四章

日常疾病惹人烦，中医妙方
巧解病痛无烦扰

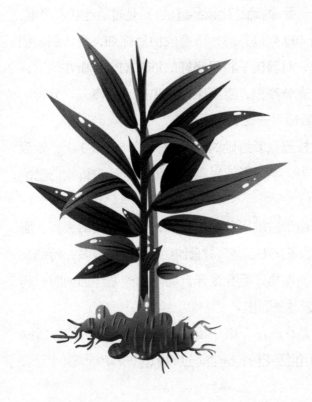

化妆品过敏怎么办，找荆芥穗来帮忙

记得有一次，一位老同学前来拜访，想当初她可是班上数一数二的美女，肌肤白皙、润泽，身材高挑。可这一次看到她时却和以往大不相同，脸上红一块紫一块的，很明显是对什么东西过敏所致。

后来闲谈之中我才了解到，前一阵子她在网上看到了一种新型化妆品，评价很好，就在网上订了一套，谁知拿到手刚用一天，就满脸痒、热，脸上红一块、紫一块的，用洗面奶洗了好几遍都没能洗掉。

我帮朋友仔细查看了一番，的确是化妆品过敏，只是过敏症状不严重，我告诉她别着急。我取出100克荆芥穗，研磨成粉后筛细，我让朋友把脸洗干净后半躺在椅子上，对着镜子将研磨好的细末均匀地撒在脸上，做洗脸动作让细粉在脸上充分摩擦，直到摩擦出热感，大概五六分钟的时间，一天2次，觉得见效慢可一天3～4次。

回去之后，朋友仍然按照我教给她的方法敷药，一天做3次，做到第3次时就已经好了一大半，第二天就兴高采烈地打电话告诉我自己的脸已经完好如初，非常开心。

荆芥之所以可以治疗由于过敏所致的皮肤病，因为它是解表药，所谓解表，即透肤而出之意。荆芥穗即籽，籽比梗的功效强很多，特别是外用在局部皮肤时，摩擦到发热，毛孔张开，局部血液循环加速时，药效更加显著，进而促进毒素透肤而出。

若说导致皮肤过敏的是化妆品，则化妆品即为中医所说的浸淫肌肤之邪毒。除了化妆品外，还包括花粉、粉尘等过敏源，统称为邪毒。因此，一旦出现其他因素导致的皮肤过敏，均可用此法。

采用西药类抗过敏药也能起到抗过敏的作用，不过西药不宜长期口服。可以这样，服一两次西药后再像上次那样外用中草药，中西结合效果更佳，而且短时间内服用西药不会有什么不良反应。

抗过敏药物还包括很多中成药，如防风通圣丸、荆防败毒散等，口服虽然没有西药来得迅速，却可排治毒邪，进而祛病强身。

抵抗力差，就用玉屏风散

玉屏风散源于《究原方》，引文出现于《医学方案》，原书记载此方能治疗自汗，如今，玉屏风散已经成为基层医院的必备中药。

玉屏风散由黄芪、防风和白术组成。玉屏风散中的"玉"为珍贵如玉的意思，意思就是说此方用途非常大；"屏风"即此方之功效似御风屏障，可抵御各类风邪，治疗其引发的疾病。

记得有一次，一个二十三四岁的女孩儿来到诊所，她皮肤白皙，可并不是那种健康的白，是苍白，个子不高，而且很瘦弱。我问她哪里不舒服，她摇了摇头，说到这里并不是看病，而是因为自己的身体太虚弱了，抵抗力太差，三天两头感冒发烧，问我有没有什么方法可以帮助她提升自身免疫力。

我询问了一下她的日常生活，她告诉我，自己是学校里的尖子生，从小就非常刻苦，整天不是泡在教室就是泡在图书馆，即使身体不舒服也是窝在宿舍不出屋。很少和同宿舍的姐妹们去逛街，因为还没走完一条街就已经气喘吁吁的了，累得虚汗直流。

听完她的叙述，我大概了解了她的状况，给她开了30克黄芪单服，嘱咐她回去之后煎汤服下，而且嘱咐她要多走动，不能长时间窝在房间。大概服药一个月后，那个女孩儿前来复诊，说觉得自己比以前有力气多了，感冒的次数显著减少。

很多时候，疾病的发生并非一种原因所致，常常是虚实交加、错综复杂的。之前有个朋友因为患上过敏性鼻炎而找到我，采用过喷剂、偏方，也用过苍耳子、辛夷等药物治疗此病，但效果都不是很好，春季时发病最为严重。我让朋友回去之后连续服了1个月的玉屏风散，慢性鼻炎即痊愈。

玉屏风散既能治疗内风的"散脱"，又能治疗外风之"闭塞"，既能治疗体虚的"本"，也能治外感的"标"，为典型的表里痛顾、标本同治。因此，有的人说此方是体虚感冒之良方。但凡内外风都有的疾病，如过敏性鼻炎、肾小球炎等会反复发作的疾病都可采用此方来治疗。

不过，如果出现的是疑难杂症，则应当及早到医院就诊，找医生开方调理，频繁感冒、鼻炎、过敏的患者可服用玉屏风散改善症状。

玉屏风散和桂枝汤同用能治疗免疫力低下、体虚感冒，适合消瘦、面白或黄，神疲乏力，自汗或盗汗，恶风，脉浮或虚弱无力等。

玉屏风散的用量不能太大，而且要长时间服用才能看出效果。盗汗气虚型女性所用的玉屏风散中黄芪12克，防风3克，白术15克。

不过对于多数慢性病的患者来说，药物只不过是辅助治疗的作用，重点是通过加强运动来根治疾病。内风和外风会伤及精气神中之"气"，通过适当的运动能够大补元气。服用此方甚至比很多补元气的大补之品还要好。

痛风怎么办，服用四妙丸

痛风为单钠尿酸盐沉积导致的晶体相关性关节病，和嘌呤代谢紊乱和（或）尿酸排泄减少而引发的高尿酸血症直接有关系，主要指急性特征性关节炎、慢性痛风石疾病，包括急性发作性关节炎、痛风石形成、痛风石性慢性关节炎、尿酸盐肾病、尿酸性尿路结石，症状严重的会出现关节残疾、肾功能不全。痛风经常会伴随着腹型肥胖、高脂血症、高血压、Ⅱ型糖尿病、心血管病等。

人体能容纳 1200 毫克尿酸，每天都会新生 600 毫克，排泄 600 毫克，一旦身体中尿酸过量，或肾功能出问题，尿酸都不能及时从肾脏中排泄出去，进入到血液中。等血液内的尿酸浓度超过正常值后，就会患上"高尿酸血症"，体检报告上写出"尿酸偏高"四个字。这个时候再饮酒，工作压力较大，就会出现急性痛风性关节炎。

尿酸高其实也算得上是一种富贵病，长时间摄入高蛋白、高脂肪、高热量食物，如豆类、海鲜类、啤酒等，易诱发尿酸增高，出现高尿酸后，关节、肾脏、心脏等都很容易受伤害。长时间高尿酸血症的可能会逐渐发展成肾衰、心脑血管疾病。所以，高尿酸常常会和"三高"同时出现。

记得有一年夏天，有个 30 出头的女性来到诊所，她告诉我，自己是个销售部经理，常年在外面东奔西跑，接受各种应酬，喝酒、吃饭都是平常事。如今，不仅身体日渐发福，而且前几天体检发现尿酸含量偏高。并且，最近常常觉得左脚疼痛难忍，走路困难，我让她脱掉鞋袜，发现她的脚面红肿，她还告诉我，大脚趾和后跟的疼痛更严重。

想了一会儿她又说，自己最近的心情比较烦躁，常常觉得口干渴，小便发黄，大便干燥。我让她张开嘴，发现她的舌苔黄腻，脉滑数，我看了一下化验单，发现尿酸已经达到500，超过正常水平，断定为痛风。

确诊之后，我给她开了四妙丸，组方：苍术15克，黄檗15克，薏苡仁30克，川牛膝15克，海桐皮15克，忍冬藤15克，萆薢20克，虎杖20克，毛慈姑15克，豨莶草15克，全蝎5克，木瓜20克，蜈蚣1条，一同放入锅中，加适量清水煎汁，共5剂。

5天后，那位女士前来复诊，告诉我身体的痛感减轻了不少，于是我又给她开了10剂四妙丸，痊愈之后，我嘱咐她再去医院做一次检查，已经恢复到正常。

四妙丸有清热利湿、舒筋壮骨之功。四妙丸里面的黄檗苦寒，善走下焦，有清热除下焦湿热之功，非常适合骨节、足膝疼痛无力的女性服用；苍术味苦，性温，燥性烈，可清除身体上下内外之湿，加川牛膝，既可补肝肾，强筋骨，又可活血化瘀，引血下行，还可利湿通淋，进而治疗湿热下注之证；薏苡仁有清热利湿、健脾消痹之功，上述四药配伍，清热利湿之功更为强盛。这就是为什么那位女士服药5天后即可看出效果。如今二三十岁的年轻女性出现痛风的不在少数，并且日趋年轻化。

高尿酸患者除了要注意饮食，还要避免过度劳累、压力过大等，特别是那些长时间坐办公室的女性朋友，因为身体机能退化而导致肾功能衰弱，无法及时将体内的尿酸排出来。及时把体内的尿酸控制住，还应当规范饮食、生活习惯，防止通痛风复发。

可以每天多喝水增加尿量，尽可能把身体中的尿酸排干净，适当吃些碱性食物，如新鲜果蔬、牛奶、粗粮等，进而提升身体中碱储藏量，降低尿酸含量、中和尿酸。

得了痔疮不用愁，就喝槐花汤

痔疮是一种位于肛门处的常见疾病，可发病于各个年龄，不过随着年龄增长发病率会逐渐上升。中国有"十男九痔""十女十痔"的说法。

每到秋季，都会有很多肛肠疾病患者来诊所看病，来的时候她们大都一瘸一拐的，一进门我就已经猜个八九不离十，是痔疮。秋天天气干燥，现代女性的生活压力又那么大，过度劳累很容易导致便秘、肛裂等，进而诱发感染，引发肛周脓肿，痔疮等肛肠疾患在秋季可能会加重。特别是对于青年女性来说，日常工作压力大，饮食、作息不规律，所以青年女性为秋季肛肠疾病的高发人群。若便血，血液为鲜红色，或便后肛门疼痛，都可能是肛裂症状，要提高警惕。

肛门为人体魄门，久泻不止，长时间卧病在床，皆会大伤元气，导致大便燥结，诱发气虚下陷，甚至脱肛。中医认为，脱肛是人体阳气衰弱引发的。现代女性在繁忙工作、巨大压力下很容易下焦阳气衰弱，收摄受阻、中气下陷，而它们的外在表现即为脱肛。

有的女性朋友并不怎么重视痔疮问题，认为它既然不会威胁生命安全，涂点药也就行了。但是你知道吗，如果痔疮的治疗不及时，会导致肛门疼痛、出血等，影响到正常的工作、学习、休息，严重者长期失血会诱发贫血，降低身体免疫力，诱发一系列疾病。痔疮拖延不治还会诱发直肠癌。

记得有一次，一个24岁的女白领来到诊所，走路的姿势不是很自然，她小声告诉我自己几天前上厕所时便中带血，用手摸摸才发现自己的肛门处鼓出一大块，她非常害怕。接下来的几天，椅子都坐不住了，疼痛难忍，坐在椅子上左扭右扭，十分不雅。

她告诉我，自己已经不是第一次出现便血了，每次都是出现一次后症状就消失了，但是这一次都过了好几天也没消失，疼痛难忍，生活、工作都受到了一定的影响，睡觉的时候都不敢躺着。

她说自己本来就便秘，每次上厕所的时候都要蹲很长时间，这下倒好，加上痔疮上厕所要二十几分钟的时间，大便硬如石，排便的速度非常慢，肛门处如同被什么刺了一般，肿痛实在难以忍受。

我问她平时吃的新鲜果蔬多吗？她告诉我，自己不怎么喜欢吃蔬菜和水果，喜欢吃肉类，尤其是这几年，由于工作的关系每天都在外面吃饭，大多数时候都选择吃肉类或快餐，可我提醒她，正是由于她这种不良的生活习惯才使得她患上了痔疮，饱受折磨。

我没有给她开药，而是给她开了槐花汤，让她回去之后坚持服用，服了大概1星期后，她来到诊所复诊，说自己的痔疮已经好了，以前的便秘症状也得到了改善。我嘱咐她回去之后继续服槐花汤以巩固疗效。

槐花汤的具体做法：橡斗子0.3克，槐花30克（两味同炒黄色），白矾0.3克（枯），能治疗便血，坚持治疗一段时间后，如果效果不是很好可配合槐角丸、麝香痔疮膏同用。连续用几天，症状即可消失。

槐花的花蕾中富含芦丁、槲皮素、槐花二醇、葡萄糖、葡萄糖醛酸等成分。其中，芦丁能够改善毛细血管功能，保护毛细血管。高血压、糖尿病患者常食槐花能改善症状；槐花还可治疗痔疮下血、血痢、尿血、血淋、崩漏、吐血、衄血、肝热头痛、目赤肿痛、痈肿疮疡等。从中医的角度上说，槐花可清热凉血、止血，治疗吐血、尿血、痔疮出血、风热目赤等症。

若是孕妇患上痔疮则更要提高警惕。孕妇本身易便秘，此时若用力排便，可能会挤破羊水，孕妇对药物敏感，所以不能轻易服通便药物，可以喝槐花汤：取槐花20克、糯米100克、猪肠头350克、生姜3片，先将槐花、糯米放到清水中浸泡，猪肠头用去皮蒜头反复穿过，而后用生粉、生油反复揉搓，放于清水内冲洗干净。将糯米装于猪肠内，两头用水草扎好，注意要留一定的空间。把处理好的猪肠、槐花、生姜放到瓦煲内，加适量清水，开大火煮沸，之后转成小火继续煮2小时，调入适量盐即可。每个星期服2～3次即可，一个星期左右即可见效。

　　患上痔疮后，不用着急，内服槐花汤，外敷疮膏，养成良好的生活习惯。每天抽出一定的时间做运动，坚持清洗肛门，保证肛门的清洁。饮食上尽量清淡一些，尽量避免吃辛辣刺激之品，注意粗细粮搭配吃。工作上，用硬板凳来代替软椅。每天抽出几分钟时间练习提肛3～5次，每次50～100下，可提升阳气，气归丹田，温煦五脏，进而延年益寿，还可预防肛肠疾病。规范了自己的生活和饮食之后，即可远离痔疮。

白了少女头，就用茯苓来乌发

　　头发颜色主要为头发中色素颗粒的多少所决定的，色素颗粒和发根乳头色素细胞发育生长情况有关，头发从黑变白，通常是毛发色素细胞功能衰退，衰退至完全无法产生色素颗粒时所致。正常人从35岁起毛发色素细胞开始衰退，有的人20岁就出现白发，医学上称其为少年白发，也就是我们平时所说的"少白头"。

　　记得有一次，一位患者来到家中拜访，吃饭的时候，她无意之中说起了自己的女儿，虽然刚二十出头，可却不知为什么长出了很多白发，朋友问我有没有什么方法能帮助她女儿改善其白发症状。我让她回去，之后有时间把孩子叫过来亲自给她看看。

没过几天，朋友带着女儿来到我的诊所，我给她把了把脉，脉弱；我又让她张开嘴，我见她舌黄腻，确诊她是肝热，我想了想，给她开了副添加了茯苓的乌发之方。

具体构成中药材：石膏（煅）、白芷、龙骨（研）、百部各21克，麝香少许，白蒺藜（炒、去角）、川芎、细辛（去叶）、辽参、香附子（炒去毛）、白茯苓、缩砂仁各15克，将上述药物一同碾成细末，后入麝香，研磨均匀，每天晚上临睡前和清晨将此药粉用温水调和均匀后涂抹在头发上面。

白发多和肝肾虚弱、肝热、血热等有关，可通过中医辨证施治。白茯苓为此方之中的主要药材，此外，再加上其他几种能有效治疗白发的药材，效果更好。

那个女孩儿按照我给她开的方剂连续服药一段时间后，朋友打电话告诉我自己女儿的头发果然逐渐变黑。不过提醒女性朋友们注意，此方效果虽然非常好，可却并非适合所有少白头的女性，患上少白头后，应当辨证施治。

茯苓，俗称云苓、茯灵、松茯，为寄生于松树根上的菌类植物，外形像甘薯，外皮呈黑褐色，内白色或粉红色，其原生物为多孔菌科真菌茯苓干燥的菌核，寄生于马尾松或赤松根部，主要产地为四川、安徽等地。古人称茯苓是"四时药"，它功效广泛，没有季节之分，把它和各类中药配伍，不管是寒、温、风、湿等症均能通过它来治疗。

茯苓味甘、淡、性平，可利水渗湿、益脾和胃、宁心安神。现代医学研究发现：茯苓可提升机体免疫功能，茯苓多糖可显著抗肿瘤、保肝脏。

肝火旺，来一杯平肝清热茶

很多女性朋友喜食辛辣之品，而且女性大都疑心较重，常常胡思乱想，无缘无故发脾气，再加上现代女性承受着生活和家庭双方面的压力，肝火旺盛也就不是什么奇怪的事情了。

去年夏天，有个熟人来诊所拜访我，对我说，自己最近不知道什么原因常常口干舌燥、口苦，嘴里有股子说不出来的味道，晚上睡觉也不踏实。因为嘴角很疼，所以她说话的时候不敢大张嘴巴。不过即使这样，我还是让她轻轻张开嘴，看到她的舌苔厚重。我问她是不是喜欢吃辣食，她点了点头，说自己是那种"无辣不欢"的女人，很多时候，没有辣椒就觉得嘴里没味儿。虽然这几天有点上火，可还是看到辣椒就馋得慌。

我告诉她，她出现的是肝火旺盛，这是她的日常生活不规律，加上喜食咸辣食物所致的上火症。

听完我的叙述，她也基本上知道自己是哪出了问题了。《慈禧光绪医方选议》中记载着一个"秘方"——"平肝清热茶"，其组方为：龙胆草1.8克，醋柴胡1.8克，甘菊花3克，生地黄3克，川芎1.8克，一同放入锅中，倒入适量清水煎汁或直接放到开水中冲泡，代替茶来饮用，每天服1~2剂，即可清除肝火，解热除烦。在当年，这个方剂深受慈禧太后喜爱，她每天都会喝上一杯"平肝清热茶"。

从中医的角度上说，肝主疏泄，其性升发，喜条达恶抑郁，现代女性常常会肝火旺盛，进而表现出急躁易怒、口苦口干、头晕耳鸣、失眠多梦、胁部疼痛等症，可及时给自己泡一杯"平肝清热茶"，不仅能平肝火、清肝热，还能保护肝脏健康，让人精气神处于健康、平衡状态。

因为着急上火出现肝火旺盛的女性也应饮此茶，不仅方便，而且有效，坚持喝上一段时间即可看出显著效果。《黄帝内经》之中有云："寒者热之，热者寒之。"对于爱上火的女性朋友来说，还要适当摄入寒凉之品，如绿茶，也可以吃些西瓜、苦瓜等，夏季可多喝绿豆汤。

不仅我的这位朋友因为过食辣味而肝火旺盛，现在很多年轻女性都出现了肝火偏旺症状，常常急躁易怒、口苦口干、头晕耳鸣、失眠多梦、肋部疼痛等，夏季时症状更严重，这个时候不妨听听舒缓的音乐，为自己泡上一杯"平肝清热茶"，在很大程度上为自己"降火"。当然了，仅仅靠喝此茶却不注意日常饮食也不行，尽量避免吃辛辣食物，多吃些清淡食物，平时给自己减减压，想发脾气时努力克制一下自己的情绪，这样，火气自然会消失。

口腔疾病，防治结合最主要

如今，女性的生活变得越来越忙碌，不仅要照顾家庭，还要顾及自己的工作，在这种情况下，口腔被"逼"得三天两头出问题：牙龈出血、肿胀，不仅刷牙的时候会出血，说话的时候也会出血，还有一些女性朋友出现了惹人烦的口臭。从中医的角度上说，口腔出现这些问题主要为内部积热导致的上火诱发的，而上火症状主要表现于口腔中。所以，口腔疾病的预防显得尤为重要。

《千金方》之中有云："手太阳与阴阳为表里。大肠若病实则伤热，热则胀满不通，口为生疮。"

从中医的角度上说，人体中的大肠直接关系着口腔好坏，若大肠伤热，口腔便会生疮，甚至嘴唇生疮、四肢沉重。由此我们也能看出，人体口腔疾病大都和肠道健康有关。

并且，有专家提出，不良情绪也会诱发口腔疾病。因此，保持愉悦的心情能够有效防止口腔疾病的出现。

那么要怎么做才能有效防治口腔疾病呢？

一、做专业检查

到专业的牙科诊所做全面的口腔检查，根据"牙齿和经络图"，以评估自身身体状况。牙病患者最好去专业牙医诊所进行治疗。药膏、牙刷能够有效清除残留在口腔内的汞。

二、每天漱口、叩齿

养成每天漱口、叩齿的好习惯，饭后漱口，外出没带牙具可以用漱口来代替，能够有效预防蛀牙。刷过牙后，食指轻轻搓牙龈，加速血液循环。

三、用油漱口

可以用葵花籽油、椰子油、芝麻油来漱口，有排毒之功。早上起来后，取上述油中的一种含在口中，不能咽下去，等到油起泡泡之后吐出，用清水漱口。连续漱3～5次，直至感到清爽即可。临睡前、刷牙后可以用椰子油漱口，之后把剩余的油咽入腹中。椰子油有抗病毒、细菌之功，进而有效避免细菌吸附于牙齿上面。

四、吃对口腔有益的食物

可以吃一些对口腔健康有益的食物。绿豆，味甘、平、涩，主寒热、消渴、利小便，可治疗下腹胀痛；海带，味咸，性寒、滑，有清热之功，可预防口腔疾病。也可以喝些薄荷汤。

五、多叩齿

叩齿不但能有效保护牙齿，还可减少面部皱纹。具体做法：先静气凝神，闭紧双唇，之后上下牙有节奏地叩击10次，每天叩击3次。

六、清除口臭的验方

1. 麦门冬粥

材料：取 20 ~ 30 克麦门冬，50 ~ 100 克粳米。

做法：先将麦门冬清洗干净，放到锅中，倒入适量清水煎汁，过滤去渣，留药液；将粳米淘洗干净，放到锅内，倒入适量清水，之后将麦门冬汁、适量冰糖放到锅中，开大火烧沸，之后转成小火继续熬煮至熟。

功效：清新口气。

2. 桂心甘草酒服

材料：桂心、甘草各等分。

做法：取等量的桂心和甘草，研成细末，睡觉前取三指撮酒服，连续服用 20 天即可看出效果。

功效：让口腔恢复香气。

胃肠功能紊乱，就服附子理中汤

胃肠道功能紊乱又名胃肠神经官能症，为一组胃肠综合征之总称，精神因素是本病发生的首要诱因，若情绪紧张、焦虑、生活与工作上出现困难、烦恼、意外不幸等，都会影响胃肠功能之活动，进而诱发胃肠道功能障碍。不过中医认为此病属"泄泻""痢疾""肠风""脏毒"之范畴，溃疡性结肠炎之病变在脾胃和大小肠，脾虚、湿浊是导致此病的主要因素。找到病因后，治疗时应当标本兼治，温中健脾，涩肠止利，佐以化浊，可服用"附子理中汤"，根据患者病情加减药量。

记得有一次，一位六七十岁的老奶奶来到诊所，我问老人家哪里不舒服，她告诉我："我非常怕冷，而且还便溏，每天排便三四次，早晨四五点钟的时候肚子一直发出'咕噜咕噜'的声音，大便排出后这种声音就消失了。"

我问她："这种现象持续多久了？"她回答道："十多年了，具体多少年我也记不清楚了，有时候吃完饭就会产生便意，有时候大便次数太多了还要通过服用止泻药来改善这种现象。"

我观察了一下老人家，她面色苍白，神情倦怠，我让她张开嘴，发现她舌淡、舌苔薄白，之后我又给她把了把脉，脉沉细弱。

我问老人家："为什么拖延这么久到今天才想起过来看病。"她告诉我："这几天好像吃的有些油腻，常常消化不良，有时候吃着饭就想上厕所。总是这样我也吃不消，上了年纪了。"

了解完具体情况之后，我断定老人患的是脾肾阳虚之症，命门火衰，火无法暖土所致。我给她开了 6 剂附子理中汤，让她回去之后用水煎服即可。

附子理中汤的组方：人参、白术、干姜（炮）、附子各 10 克，炙甘草 5 克。

此方之中起主要作用的是附子，有回阳救逆，补火助阳，散寒止痛之功，可上可下，可攻可补，可寒可热，可行可止，可内可外，随着配伍药物的不同而产生不同功效。不过，附子有毒，因此要严格控制其添加量，通常附子的用量应当在 15 克以内。临床医学根据患者病情，加大用量至 30 克左右内寒严重的患者可增加至 50 克左右。附子理中汤可治疗中寒中湿、呕逆虚弱等症。

六天后，老人又来到诊所，告诉我自己的腹泻症状已经得到了缓解，肚子咕噜噜的响声也没有了。我告诉老人家，虽然这些症状都消失了，可她的病毕竟已经患了那么多年，还需要继续服用几剂药巩固疗效，所以我又为她开了 3 剂附子理中汤，外家炒淮山 15 克，黄芪 20 克。

一个月后，老人又来到诊所，告诉我自己多年的顽疾已经被彻底治好，如今胃口大开，我看老人家精神头十足，完全不见了最开始来诊所时那股无精打采的样子。听老人说自己的病痊愈了，我非常开心。

之所以用附子理中丸能治愈老人所出现的腹泻，主要是因为脾为太阴湿土，喜燥恶湿，健脾主要靠温运。在《名医方论》之中有这样的说法："阳之动始于温，温气得而谷精运。"历代医家都很重视通过温运健脾的过程。

虽然现代人的生活条件非常好，不过却有很多女性因为贪食凉食而使得肠胃受伤，诱发腹痛、腹泻等症。因为胃对冷刺激很敏感，胃平滑肌、黏膜血管遇冷食刺激易收缩痉挛，诱发胃痛或加重胃病。

成年人贪食冷饮会导致寒凝气滞、脾胃虚寒，进而诱发腹痛、腹泻，而服用附子理中汤能温中散寒，进而治疗此病。症状不严重可服用生姜汤，吃些山药、大枣、莲子等熬成的粥。如果症状严重时应及时就医，遵医嘱服药。

胃痛莫慌张，老中医有妙方

随着现代女性生活、饮食的日趋不规律，很多女性被胃痛所困扰，有时候，甚至吃些稍微硬一点的东西，或者吃饭的时候稍微匆忙一些就开始胃痛。

胃痛，又名胃脘痛，以胃脘处经常出现疼痛为主要症状，主要部位在胃脘靠近心窝的地方，痛的时候会牵连胁背或兼有恶心、呕吐、吐酸、嘈杂、便溏或便秘，甚至呕血、便血等症。容易伴随着急、慢性胃炎、消化性溃疡、胃癌、胃肠神经官能症等发生。

从中医的角度上说，此病多为外受寒邪，病邪犯胃，或肝气郁结，横逆犯胃，或脾胃虚弱，中焦虚寒而致，应当理气止痛。下面就来为女性朋友们介绍几种《千金方》之中提到的治疗胃痛的方剂：

一、和胃丸

组方：细辛、黄连、大黄、蜀椒、当归、炙皂荚、肉桂各 1 克，杏仁、黄芩各 5 克，葶苈子、阿胶、芒硝、厚朴各 2 克，甘遂 3 克，半夏 5 克。

做法：将上述药材择洗干净后研成末状，炼蜜成丸。每次服 9 克，每天服 3 次，空腹用温酒送服。

二、生姜泻心汤

组方：干姜、黄连各 3 克，甘草、人参、黄芩、半夏各 9 克，生姜 12 克，大枣 12 枚。

做法：将上述药材择洗干净后放到锅中，倒入适量清水，浸泡一会儿，煎汁饮服，每天 1 剂。

功效：此方有和胃消痞、宣散水气之功。适合伤寒发汗后胃中不和、心下痞坚、干噫食臭、胁下水气、腹胀肠鸣等症。

三、干姜茱萸散

组方：干姜、吴茱萸各等量。

做法：将干姜和吴茱萸择洗干净后研细，每次服 6 克，每天服 3 次，用温黄酒送服。

功效：此方有温中健脾之功，适合胃寒呕逆、食后吐酸水的患者服用。

四、药豆

组方：制乌头 45 克，大豆 115 克，鲜生地黄 450 克。

做法：将生地黄清洗干净后捣成汁；乌头择洗干净后研成末，用适量黄酒和生地黄汁浸乌头 1 天，等到第二天过滤去渣，纳入大豆浸泡，至汁尽即可。最开始服 2 颗，慢慢地可加量到 20 颗，用温黄酒送服。

功效：此方有温中散寒、行气止痛之功。适合眩晕、手足冷、胃寒、脐下冷、五劳七伤等症。

五、芦根陈草汤

组方：陈皮、通草各 9 克，生芦根 30 克，粳米 50 克。

做法：将上述药材择洗干净后放到锅内，倒入适量清水浸泡一会儿，煎汁，放入粳米煮熟，分次服下，每天 1 剂。

功效：此方有清热生津、和胃降逆之功。能够治疗哕逆、不下食等症。

六、甘草泻心汤

组方：炙甘草 12 克，干姜、黄芩、半夏各 9 克，大枣 12 枚，黄连 3 克。

做法：将上述药材择洗干净后放到锅中，倒入适量清水浸泡一会儿，煎汁饮服，每天 1 剂。

功效：此方有益气和胃、消痞止呕之功。适合胃气虚弱、腹中雷鸣、下痢、水谷不化、心下痞硬而满、干呕心烦等症。

七、羊乳

组方：羊乳汁。

做法：取适量羊乳汁倒入锅中煮沸，之后分次饮服，每次服 100 毫升，每天服 3 次。

功效：此方有生津和胃之功，适合干呕、食欲不佳的患者服用。

八、姜汁饮

组方：鲜姜适量。

做法：取适量鲜生姜清洗干净之后去掉皮，榨汁，分次服此汁，每天服 3 次。

功效：生姜汁有温中健脾、和胃降逆之功，适合呕逆、食欲不佳的患者服用。

消化不良，老中医开方助消化

消化不良指具有上腹痛、上腹胀、早饱、嗳气、食欲下降、恶心、呕吐等不适症，经检查排除器质性疾病的可能性的一组临床综合征。症状持续或反复发作，病程超过一个月或在过去一年中累计超过十二个星期。

偶尔的消化不良可能为进食过饱、过量饮酒、常服止痛药、精神紧张时进食，或吃下不习惯食物等所致。慢性持续性消化不良可能为精神因素所致，也可能为器质性疾病，如慢性胃炎、胃及十二指肠溃疡、慢性肝炎等消耗性疾病。

从中医的角度上说，此病大都是饮食积滞、肝胃不和引发的，应当疏肝健脾、和胃消食。下面就来为女性朋友们介绍几个《千金方》之中列出的用来治疗消化不良的方剂：

一、槟榔陈皮散

组方：槟榔8枚，人参、茯苓、陈皮、麦芽、厚朴、白术、陈曲、吴茱萸各6克。

做法：将上述药材清洗干净后研细，每次服12克，每天服2次，饭后用温黄酒送服。

功效：此方有温中健脾、行气消胀之功，适合脾寒饮食不消，劳倦气胀，噫满忧志不乐等。

二、麻豆散

组方：大黄豆卷60克，火麻仁90克。

做法：将大黄豆卷和火麻仁清洗干净后研细，每次服 6 克，每天服 3 次，用温开水送服。

功效：此方有健脾开胃、润肠通便之功，适合脾胃亏虚、纳差食少、腹胀便秘的女性服用。

三、制附片粳米汤

组方：制附片 9 克，半夏、粳米各 15 克，甘草 3 克，大米 10 枚。

做法：将上述药材清洗干净后研细，放到锅内，倒入适量清水煎汁，分次饮服，每天 1 剂。

功效：此方有温中健脾之功，适合腹中寒气胀满，肠鸣切痛，胸胁逆满，呕吐等。

四、温脾丸

组方：大麦芽、肉桂、黄檗、干姜、吴茱萸、制附片、当归、六曲、大黄、细辛、黄连各 3 克。

做法：将上述药材择洗干净后研细，蜜丸即可，每次服 9 克，每天服 3 次，空腹用温黄酒送服。

功效：此方有温脾健胃之功。适合久病虚羸气弱、食不消、喜噫的患者服用。

五、附姜粳米汤

组方：干姜 6 克，甘草 3 克，制附子 9 克，半夏、粳米各 15 克，大枣 10 枚。

做法：将上述药材清洗干净后研细，放到锅内，倒入适量清水煎汁，分次饮服，每天 1 剂。

功效：此方有温中健脾之功。适合腹中寒气胀满、肠鸣切痛、胸胁逆满、呕吐等症。

六、干姜散

组方：干姜、六曲、蜀椒、豆豉、大麦芽各 9 克。

做法：将上述药材择洗干净，研细，每次服 6 克，每天服 3 次，用温开水送服。

功效：此方有温中健脾之功，适合脾胃虚寒、纳差食少的患者服用。

七、吴茱萸汤

组方：人参、甘草、肉桂各 6 克，吴茱萸、半夏、小麦各 30 克，生姜 24 克，大枣 20 枚。

做法：将上述药材清洗干净后研细，放到锅内，调入适量黄酒煎汁，分成 3 次饮服，每天 1 剂。

功效：此方有温中健脾之功，适合久寒胸胁逆满、纳差食少等。

八、半夏汤

组方：白术、茯苓、杏仁各 9 克，橘皮、白芍药各 12 克，半夏、干姜各 24 克，竹叶 30 克。

做法：将上述药材择洗干净后研细，放到锅内，倒入适量清水浸泡一会儿，煎汁饮服，每天 1 剂。

功效：此方有健脾益气之功，适合脾胃亏虚、四肢不用、腹胀、心悸、气促等症。

治感冒，《千金方》里妙方多

感冒又名上呼吸道感染，为风寒之邪导致的常见外感疾病，临床表现包括：鼻塞、鼻涕、喷嚏、咳嗽、头痛、恶寒、发热、全身不适等，多是气候突变、寒暖失调、身体虚弱、过度劳累、腠理疏松、卫气不固，导致邪病毒侵袭引发的。

感冒是临床多发病，几乎每个人每年都会患上感冒，感冒可能会带给人多种并发症，危害人体健康。

从中医的角度上说，此病多是肺气不足、外感风邪所致，不过在不同的季节，风一般会随时气侵入，比如，冬季多风寒，而春季为风热，夏季为暑湿，秋季为燥气，梅雨季节大都携湿邪，再加上人体有寒热的差别。因此，中医在治疗感冒的时候又分成辛凉解表、辛温解表、表里双解、扶正解表四类；《千金方》之中有这样几个方剂能治疗感冒：

一、桂枝麻黄汤

组方：桂枝4克，麻黄2克，白芍药、生姜、甘草各3克，杏仁16个，大枣5枚。

做法：将上述药材一同放入锅中择洗干净，研成粗末，先将麻黄放到锅中，倒入适量清水煎沸，之后放入剩下的药煎汁饮服，每天1剂。

功效：此方由有发汗解肌之功，适合风寒感冒、头身疼痛的女性服用。

二、六物青散

组方：制附子、白术各3克，防风、细辛各4克，桔梗、制乌头各10克。

做法：将上述药材一同放入锅水中清洗干净，研细，每次服9克，每天服3次，用温黄酒送服，服后吃温粥，能助发汗。

功效：此方有发汗解表之功，适合风寒感冒、恶寒、身痛等症。

三、竹叶汤

组方：竹叶30克，半夏9克，麦门冬50克，人参、甘草各6克，生姜12克，石膏50克。

做法：将上述药物择洗干净，研成粗末，一同放到锅中煎汁，放入适量大米熬粥，每天1剂。

功效：此方可清热除烦、养阴生津，非常适合感冒发汗后表里虚烦的女性朋友服用。

四、发汗青散

组方：麻黄10克，桔梗、细辛、吴茱萸、防风、白术各3克，制首乌、干姜、蜀椒、肉桂各4克。

做法：将上述药物择洗干净，研成细末备用，每次 6 克，每天 3 次，用温黄酒送服。

功效：此方有发汗解表之功，非常适合风寒感冒、恶寒发热、头痛项强、全身疼痛的女性服用。

五、白虎汤

组方：石膏 30 克，知母 12 克，甘草 6 克，粳米 30 克。

做法：将上述药材清洗干净之后研成粗末，放到锅内，倒入适量清水，浸泡片刻之后煎汁饮服，每天 1 剂。

功效：此方有清热生津之功，适合外感发热、口渴、舌上干燥而烦的女性服用。

六、华佗赤散

组方：丹砂 1 克，干姜、蜀椒、蜀漆、细辛、肉桂、茯苓、黄芩、防己、人参、沙参、桔梗、玉竹、制乌头各 2 克，雄黄、吴茱萸各 3 克，麻黄、代赭石各 8 克。

做法：将上述药材择洗干净之后研细，每次服 9 克，每天服 3 次，用温黄酒送服。

功效：此方有发汗解表之功，适合因风寒感冒而引起的头痛、发热、腰背项强等，妇人产后感冒也可服此方。

七、大青龙汤

组方：麻黄 12 克，肉桂、甘草各 6 克，石膏 20 克，生姜 3 片，杏仁 10 克，大枣 12 枚。

做法：将上述药材择洗干净后放到锅内，倒入适量清水煎汁，浸泡一会儿，用水煎汁饮服，每天 1 剂。

功效：此方有发汗解表、清热除烦之功，适合风寒感冒、发热恶寒、身体疼痛、汗不出烦躁、脉浮紧等症。

八、青散

组方：苦参、厚朴、石膏各 3 克，大黄、细辛各 6 克，麻黄 15 克，制乌头 6 克。

做法：将上述药材择洗干净，研细备用，每次服 9 克，每天服 3 次，用开水泡饮。

功效：此方有发汗解表之功，适合因风寒而引起的感冒、头痛、发热症状的女性服用。

咳嗽不用愁，中医老方能止咳

咳嗽就是指人体清除呼吸道之中分泌物、异物的保护性呼吸反射动作，不过也可能为疾病所引发的，如上呼吸道感染、支气管炎、肺炎、急性喉炎等。

从中医的角度上说，咳嗽为外邪侵袭，肺气失宣所致，也可能为脏腑功能失调，累及肺脏，肺气失肃降所致。凡外邪引发的咳嗽均称之为外感咳嗽，通常情况下，此病起病急，病程短，经常会伴随着胃寒、发热、头痛等症，应当疏散外邪、宣肺理气。脏腑功能失调所致的咳嗽被称之为内伤咳嗽，起病较慢，通常有较长咳嗽病史和其他脏腑失调症候，应以调理脏腑为主。

外感咳嗽应当及时医治，日久不愈会耗伤人体之肺气，容易转变为内伤咳嗽，脏腑容易受损，气血亏虚，常常会由于气候变化、寒冷而受外邪侵袭，导致咳嗽反复发作，或者变得更为剧烈，几年不愈，甚至转为他证。

下面就来为女性朋友们介绍几种简单的治疗咳嗽的《千金方》中的方剂：

一、射干煎

组方：射干、款冬花各6克，紫菀、细辛、桑白皮、制附片、甘草各1克，饴糖、姜汁、白蜜、竹沥各150毫升。

做法：将射干、款冬花、紫菀、细辛、桑白皮、制附片、甘草择洗干净，先将射干纳入白蜜、竹沥中，煮沸，之后纳入上述药物的细末，煎汁，过滤去渣，纳入饴糖、姜汁煎沸即可。每次服10毫升，每天3次，饮服或冲服均可，也可调到粥中服食。

功效：此方有清热解毒、清肺祛痰之功，适合咳嗽上气的患者服用。

二、通声膏

组方：五味子、款冬花、通草各9克，人参、竹茹、细辛、肉桂、石菖蒲各6克，杏仁、姜汁各30克，白蜜60克，枣膏90克，酥150克。

做法：将上述药材清洗干净之后研细，放到锅中，倒入适量清水煎汁，过滤取汁，纳入姜汁、枣膏、酥、白蜜等，开小火煎至似膏状即可。每次10毫升，每天3次，用适量温黄酒冲服。

功效：此方有宣肺理气、利咽止咳之功，适合暴咳、失声症状的女性服用。

三、姜汁糖

组方：老姜50克，白糖300克。

做法：将老姜清洗干净，切碎，绞汁；将白糖放入锅中，倒入适量清水，开小火煎至浓稠，调入适量姜汁，继续煎煮至用筷子挑起时糖液呈丝状，关火，把姜糖汁倒进涂了植物油的大瓷盘中，晾凉，用刀子将其划成块状即可。每天早晚空腹吃2次，每次3块。

功效：此方有健脾和胃、化痰止咳之功，非常适合咳嗽、食欲不佳、纳差食少的女性食用。

四、杏仁煎

组方：杏仁15克，五味子、款冬花各9克，紫菀、干姜各6克，肉桂9克，甘草12克，麻黄30克，胶饴250克，白蜜500克。

做法：将上述药材清洗干净，先煮麻黄，过滤去渣，在其汁中纳入药末、胶饴、白蜜等，煮沸。每次取 10 毫升饮服或冲服，也可调到粥内服下，每天服 3 次。

五、皂荚糖

组方：皂荚 9 克、白糖适量。

做法：将皂荚择洗干净，研细，和白糖一起放到锅中，炒至白糖融化，将其制成丸剂。每次服 2 克，每天服 2 次，用温开水送服。

功效：此方有止咳化痰之功，适合咳嗽、胁痛的患者。

六、芫花煎

组方：芫花、干姜各 6 克，白蜜 30 克。

做法：将芫花和干姜择洗干净，研成细末，放到锅内，调入适量白蜜煎汁，分成 4 次饮服，白天服 3 次晚上服 1 次，每天服 1 剂。

功效：此方有温肺化饮、化痰止咳之功，适合新久咳嗽。

七、苏子煎

组方：生姜汁、苏子、杏仁、地黄汁、白蜜各 60 克。

做法：将苏子择洗干净之后研成粗末，调入姜汁和地黄汁后煎煮一会儿，过滤取汁，调入蜂蜜，开小火熬成膏状即可。每次取 10 毫升，每天 4 次，白天服 3 次，晚上服 1 次，饮服或冲服均可。

功效：此方有温肺化饮、化痰止咳之功，适合脾肺虚寒、咳嗽痰稀、形寒背冷的女性服用。

八、百部膏

组方：百部根、胶饴各适量。

做法：将百部根清洗干净后捣成汁，放到锅中，开小火煎成膏状，也可加等量胶饴熬成膏状，每次服 10 毫升，每天服 3 次，含服或冲服均可。

功效：此方有润肺止咳之功，适合新久咳嗽、百日咳等。

九、芥子酒

组方：芥子、黄酒各适量。

做法：将芥子择洗干净之后研细，每次服 2 克，每天服 3 次，用适量黄酒送服。

功效：此方有祛痰止咳之功，适合痰咳喘满、中风口噤、痰涎壅盛的女性服用。

喘证，调养、治疗有良方

喘证指因外感或内伤所致的肺失宣降、肺气上逆或气无所主，肾失摄纳，导致呼吸困难，甚至张口抬肩、鼻翼翕动，致使无法平卧，常为某些急慢性疾病之主要症状，喘促严重、持续不解甚至会导致虚弱。

通常情况下，邪气壅肺的胃实喘，治疗时应当以祛邪利气为主；精气内夺为虚喘，治疗时应当以培补摄纳为主。

如今我们所熟知的支气管哮喘、慢性喘息性支气管炎、肺炎、肺气肿、肺结核、矽肺等，出现呼吸困难时均属此病范畴。下面就来为女性朋友们推荐几个《千金方》中针对喘证的有效调养、治疗之方：

一、酥蜜膏酒

组方：蜂蜜、饴糖、酥、生百部汁、生姜汁、枣肉、杏仁各 30 克，陈皮 45 克。

做法：将上述材料择洗干净，陈皮研细，一同放入锅内，开小火煎至一半时，晾温装瓶。每次取 10 毫升，用温黄酒送服。每天服 3 次，白天 2 次晚上 1 次。

功效：此方有温肺益气之功，适合肺气虚寒、语声嘶塞、气息喘惫、咳唾症状的女性服用。

二、补肺汤

组方：干姜、肉桂、款冬花各 6 克，麦门冬 30 克，五味子 9 克，大枣 100 枚，桑白皮 250 克，粳米 50 克。

做法：将上述药材择洗干净，研细，先煮桑白皮五沸，之后纳入剩下的药材，煎沸，分成 3 次服下，每天 1 剂。

功效：此方有补肺益气之功，适合肺气不足，逆满上气，咽中闷塞短期，寒由背起，口内似霜血，言语失声，甚至吐血的患者服用。

三、饧汤

组方：大枣、胶饴各适量。

做法：将大枣去核之后捣烂，倒入适量清水调和均匀，过滤去渣，调入胶饴，开小火煎成膏状。每次服 10 毫升，每天 5 次，白天 3 次晚上 2 次，可含服、冲服，或调入粥中服用。

功效：此方有补肺益气之功，适合肺气不足、咽喉苦干的女性服用。

四、四物甘草汤

组方：甘草、麻黄各 6 克，杏仁 9 枚，石膏 24 克。

做法：将上述药材择洗干净，先用麻黄煎汁，过滤取汁，之后纳入其余药材，煎汁，分成 3 次服下，每天 1 剂。

功效：此方辛凉宣泄，有清肺平喘之功，适合外感风热或风寒郁而化热，热壅于肺引发的咳嗽、口渴、高热不退、舌红苔白或黄、脉滑数的患者服用。

五、石膏煎杏

组方：石膏 24 克，白前、杏仁各 9 克，白术、橘皮各 15 克，地骨皮 60 克，蜂蜜适量。

做法：将上述药材择洗干净后放入锅中，倒入适量清水煎汁，之后纳入蜂蜜，开小火煎沸，分次饮服，每天 1 剂。

功效：此方具有辛凉宣泄，清肺平喘之功效。主治外感风邪，邪热壅肺证。身热不解、咳逆气急、鼻煽、口渴、有汗或无汗、舌苔薄白或黄、脉滑等。

六、橘皮汤

组方：橘皮、柴胡、麻黄、干紫苏各 9 克，杏仁、干姜各 12 克，石膏 24 克。

做法：将上述药材择洗干净，先水煎麻黄，煮沸之后纳入其余药材，煎汁，分成 3 次服下，每天 1 剂。

功效：此方有清热宣肺、止咳平喘之功，适合肺热咳喘的女性服用。

七、黄芪建中汤

组方：生姜、肉桂各 9 克，大枣 12 枚，人参、黄芪、甘草各 6 克，白芍 18 克，饴糖适量。

做法：将上述药材择洗干净后研细，一同放入锅中煎汁，纳入饴糖，继续煮三沸即可，分成 3 次服下，每天服 1 剂。

功效：此方具有补气散寒，健胃和中的功效。用于治疗脾气虚弱、中气下陷、气虚水肿、咳喘气短、表虚自汗、气血亏虚、疮疡难溃、或久溃不敛、气虚血滞所致筋脉失养，肌肤麻木或半身不遂等。

八、二子汤

组方：五味子、苏子各 18 克，白石英、钟乳各 9 克，竹叶、橘皮、款冬花、肉桂、茯苓、桑白皮、紫菀各 6 克，麦门冬 12 克，杏仁 12 克，生姜 15 克，粳米 60 克，大枣 10 枚。

做法：将上述药材清洗干净之后研细，先煮桑白皮、粳米和大枣，过滤去渣，纳入其余药材，倒入适量清水继续煎汁。分成 6 次服下，每天 3 次。

功效：此方有补肺益气之功，适合肺气不足、咳逆短气、寒由背起，口内似霜血，说话没有声音、渴，舌干等。

腹痛难忍，找中药老方来帮忙

几乎每个女性朋友都出现过腹痛症状，有时候甚至不知道自己为什么腹痛，前一秒钟还好好的，下一秒突然就腹痛起来。

腹痛指胃脘以下，耻骨毛际以上处出现的疼痛。腹中有很多脏器，外邪侵袭、寒邪直入会导致腹痛，虫积、食滞、气滞、血瘀等均会导致腹痛。从中医的角度上说，腑气以通为顺。所以，理气通腑，畅通腑气即可治疗腹痛。

下面就来为女性朋友们介绍几个《千金方》之中治疗腹痛的方剂：

一、吴茱萸桂芍汤

组方：肉桂、吴茱萸、白芍各 6 克，干姜、甘草、细辛、干地黄、当归、茯苓、羊脂各 3 克。

做法：将上述药材清洗干净后研细，放到锅内，倒入适量清水，浸泡一会儿后煎汁，纳入羊脂烊化。分成 3 次饮服，每天 1 剂。

功效：此方有温中散寒、通络止痛之功，适合风寒侵袭、腹中绞痛、心胸满胁痛似刀刺、口噤等症。

二、吴茱萸当归汤

组方：当归、独活、甘草、吴茱萸、桔梗、麻黄、茯苓各 6 克，青木香、肉桂、大黄、石膏、犀角（代）各 6 克。

做法：将上述药材择洗干净后研细，放到锅里，倒入适量清水，浸泡一会儿，煎汁，分成 3 次饮服，每天 1 剂。

功效：此方有活血散寒、通络止痛之功，适合心腹卒痛、大便不通、腹满、脉弦紧等症。

三、桃皮汤

组方：珍珠、附片各3克，桃白皮、当归、吴茱萸、豆蔻各9克，栀子仁14枚，肉桂6克。

做法：将上述药材择洗干净，研细，放到锅内，倒入适量清水，浸泡一会儿，煎汁，纳入珍珠末调和均匀，分成2次饮服，每天1剂。

功效：此方有活血散寒、通络止痛之功，对应的是心腹气痛、胸胁胀满、短气等症。

四、麻黄甘草汤

组方：甘草9克，麻黄12克，石膏、鬼箭羽各30克。

做法：将上述药材择洗干净，研细，放到锅内，倒入适量清水，浸泡一会儿，煎汁顿服，每天1剂。

做法：此方有散寒止痛之功，适合感受风寒、腹中挛急疼痛等症。

五、温脾汤

组方：制附子、人参、甘草、芒硝各3克，当归、干姜各9克，大黄15克。

做法：将上述药材择洗干净后研细，放到锅内，倒入适量清水，浸泡一会儿，煎汁，分成3次饮服，每天1剂。

功效：此方有温中健脾、散寒止痛之功，适用于腹痛脐下绞结，绕脐不止等症。

六、蜈蚣汤

组方：牛黄、麝香（代）0.1克，蜈蚣1条，丹砂、人参各2克，大黄6克，当归、鬼臼、肉桂、细辛、干姜各3克，黄芩2克，制附片10克。

做法：将上述药材清洗干净后研细，放到锅内，倒入适量清水，浸泡一会儿，煎汁，纳入牛黄、麝香（代）调和均匀，分成3次饮服，每天1剂。

功效：此方有活血化瘀、通络止痛之功，适合心痛彻背，或走入皮肤移动不定，苦热，四肢烦痛，赢乏短气等症的患者服用。

便秘，多"方"帮你顺利排便

便秘为临床常见的复杂症状，而并非疾病，主要指排便次数变少、粪便量变少、粪便干结、排便费力等。一定要结合粪便性状、本人平时排便习惯、排便有无困难等来判断是否便秘。若超过6个月就是慢性便秘。

便秘主要出现在中老年人身上，现代人的饮食太过精细、喜食辛辣、饮食失调、缺乏运动、太过劳累等，都会影响到胃肠功能，进而诱发便秘。

现代医学研究发现，人体肠道内寄生着细菌，时刻产生着毒素，这些毒素被人体吸收后会使得人体慢性中毒，进而促进衰老。所以，保持大便畅通，让胃肠清洁，减少粪便毒素吸收，能够延缓衰老，确保身体健康，延年益寿。

导致便秘的原因包括：肠道液亏、气血不足、年老体弱等，所以除了增加运动，多吃富含粗纤维的食物，多喝水之外，治疗时应当注意清热润燥、滋养阴液、补益气血等。

下面就来为女性朋友们介绍几个《千金方》之中的能够治疗便秘的方剂：

一、冬葵子牛酥饮

组方：冬葵子、牛酥各等量。

做法：将冬葵子择洗干净后研细，倒入适量清水煎汁，纳入牛酥之后继续煮一会儿即可，分成2次饮服，每天1剂。

功效：此方有清热生津、润肠通便之功。适合大便秘结的患者。

二、豆豉丸

组方：豆豉 30 克，杏仁 15 克，黄芩、黄连、大黄、麻黄各 12 克，芒硝、甘遂各 9 克，巴豆 18 克。

做法：将上述药材择洗干净后研细，蜜丸即可。每天服 2 次，每次 3 克，用温水送服。

功效：适合中恶邪气，身发寒热患者。

三、三黄泄热汤

组方：麻黄、大黄、黄芩各 12 克，赤茯苓、甘草、杏仁、芒硝、泽泻、橘皮各 9 克。

做法：将上述药材择洗干净后研细，放入锅中，倒入适量清水，浸泡一会儿，煎汁，纳入芒硝，调匀饮服，每天 1 剂。

功效：此方有清热泻脾之功，适合脾胃俱实，胁痛，胃气不转，脾胀腹坚，排便困难，时反泻痢，腹痛，喘鸣，多惊，身热汗不出等。

四、大黄泄热汤

组方：泽泻、芒硝、大黄、黄芩、栀子仁各 9 克，通草、肉桂、石膏各 6 克，甘草 3 克。

做法：将上述药材择洗干净后研细，放到锅内，倒入适量清水，浸泡一会儿，煎汁，纳入芒硝，调和均匀饮服，每天 1 剂。

功效：此方有清热泻火之功，适合心火内盛，口舌生疮，排便困难，闭塞不通的患者。

五、药豆

组方：大戟 50 克，大豆、商陆、牛膝各 150 克。

做法：将上述药材清洗干净后研细，和大豆一同放到锅内，倒入适量清水，煮至豆熟，等到药汁熬净后捞出大豆晾干即可。每次取 3 ～ 5 个大豆嚼食，至通即可。

功效：此方有清热通腑之功，适合便秘患者服用。

六、冬葵子乳汁饮

组方：冬葵子、乳汁各等量。

做法：将冬葵子择洗干净后研细，放入锅中，倒入适量清水煎汁，纳入乳汁熬煮至沸即可，分成 2 次饮服，每天 1 剂。

功效：此方有清热生津、润肺通便之功，适合于便秘的患者。

七、冬葵子猪油饮

组方：冬葵子、猪油各等量。

做法：将冬葵子择洗干净后研细，放入锅中，倒入适量清水煎汁，纳入猪油继续煮一会儿即可，分成 2 次饮服，每天 1 剂。

功效：此方有清热生津、润肠通便之功，适合便秘的患者。

八、大承气汤

组方：大黄 12 克，厚朴 24 克，枳实 9 克，芒硝 10 克。

做法：将大黄、厚朴、枳实择洗干净后研细，放到锅内，倒入适量清水，浸泡一会儿后煎汁，纳入芒硝，调和均匀后饮服，每天 1 剂。

功效：此方有清热通腑之功，适合热炽盛，便秘，谵语等。

泄泻，找中医老方帮你止泻

泄泻即由于感受外邪、饮食之伤、情志失调、脾胃虚弱、脾肾阳虚等导致的以排便次数增多，便溏，甚至出现水样便为主的病证。通常情况下会根据病因、病机通过淡渗、升提、清凉、疏利、甘缓、酸收、燥脾、温肾、固涩之法治疗。

泄泻一年四季都可能发生，不过夏秋两季最易发生。泄泻的主要病变在脾胃和大小肠，主要影响因素是脾胃功能障碍。所以，调理脾胃，恢复脾胃功能为治疗此病的要点，在治疗的过程中还要注意饮食调养，防止过食生冷、油腻之品。还需强调一点，治疗的过程中若腹泻不止、腹痛加重、发热不退，要及时到医院做检查、治疗。

下面就来为女性朋友们介绍几个《千金方》中提到的能治疗泄泻的方剂：

一、泻心汤

组方：黄芩、人参、甘草各 3 克，干姜 5 克，黄连 6 克，半夏 9 克，大枣 12 枚。

做法：将上述药材择洗干净后研细，放到锅内，倒入适量清水，浸泡一会儿，煎汁饮服，每天 1 剂。

功效：此方有清热和胃、温中止泻之功，适合下痢水谷不消、肠内雷鸣、心下痞满、干呕不安等症。

二、桂枝汤

组方：大枣 3 枚，甘草 6 克，白芍药 9 克，生姜 9 克，桂枝 9 克。

做法：将上述药材清洗干净后放到锅中，倒入适量清水，煎汁饮服，每天 1 剂。

功效：此方有解肌发表、调和营卫之功，适合吐泻止而身痛仍存的患者。

三、四逆汤

组方：甘草 3 克，干姜 5 克，制附片 9 克。

做法：将上述药材清洗干净后研细，放到锅内，倒入适量清水，浸泡一会儿，煎汁饮服，每天 1 剂。

功效：此方有温经散寒、养血通脉之功，适合吐下而汗出，或下痢清谷，里寒外热，脉微欲绝，或发热恶寒，四肢拘急，手足厥冷等。

四、四顺汤

组方：制附片 9 克，人参、干姜、甘草各 9 克。

做法：将上述药材清洗干净后研细，放到锅内，倒入适量清水，浸泡一会儿，煎汁饮服，每天服 1 剂。

功效：此方有回阳通脉、散阴盛寒之功，适合呕吐、腹泻、冷汗出等症。

五、葛根黄连汤

组方：葛根 30 克，黄芩、黄连各 9 克，甘草 6 克。

做法：将上述药材清洗干净，研细，放到锅内，倒入适量清水浸泡一会儿，煎汁饮服，每天 1 剂。

功效：此方可解表里之热、清热止痢，适合外感表证未解，热邪侵入，身热，下痢臭秽，肛门内有灼热感，心下痞，胸脘烦热，喘而汗出，口干口渴，苔黄，脉数等。

六、理中汤

组方：干姜、白术、人参、炙甘草各 9 克。

做法：将上述药材择洗干净后研细，放到锅内，倒入适量清水，浸泡一会儿，煎汁饮服，每天服 1 剂。

功效：此方有温中健脾、利湿止泻之功。能够治疗呕吐、腹部胀满、食不消化、心腹疼痛等。

七、甘草泻心汤

组方：黄连 3 克，干姜、黄芩各 9 克，甘草 12 克，半夏 12 克，大枣 12 枚。

做法：将上述药材择洗干净后研细，放到锅中，倒入适量清水，浸泡一会儿，煎汁饮服，每天 1 剂。

功效：此方有温中健脾、散寒清热之功，适合呕逆吐涎沫、心下痞满等症。

八、麻黄升麻汤

组方：玉竹、知母、麻黄、黄芩各 9 克，当归、干姜、白芍药、茯苓、白术、石膏、肉桂、甘草、升麻、麦门冬各 6 克。

做法：将上述药材择洗干净，研细，放到锅内，倒入适量清水，浸泡一会儿，煎汁，每天 1 剂。

功效：此方可表里同治，适合外感风寒，下后不解，手足厥逆，咽喉不利，唾脓血，泻痢不止，脉沉迟等。

水肿，调养有方肿可消

水肿指由于感受外邪、饮食失调、劳倦过度，导致肺失宣降失调，脾失键运，肾失开合，膀胱气化失常，致使体内水液潴留，泛滥肌肤，诱发头面、眼睑、四肢、腹背，甚至全身水肿。现代医学的急、慢性肾小球肾炎、肾病综合征、充血性心力衰竭、内分泌失调、营养障碍等疾病所诱发的水肿，均属于此病范畴。

从中医的角度上说，此病多是外感风湿热邪，水湿浸渍，疮毒浸淫，饮食劳倦，久病体虚等，使得身体中的水液潴留，泛滥肌肤而致，应当从疏风解表、健脾利湿、温阳化气着手。下面就来为女性朋友们介绍几种《千金方》中提到的有关水肿的调养方剂：

一、郁李仁饼

组方：郁李仁 10 克，麦面适量。

做法：将郁李仁清洗干净后研细，和麦面一同调和均匀，制成饼，放到锅中烙熟或蒸熟，空腹食用，每天 2 次。

功效：此药膳有润肠通便、利水消肿之功，适合大便干燥难解、小便不利、水肿胀满、肢体水肿等症。

二、麻子汤

组方：麻子仁150克，赤小豆90克，商陆30克，防风9克，制附片3克。

做法：将上述药材清洗干净，赤小豆布包，放到锅内，开小火熬煮至赤小豆熟烂，吃豆喝汤，每天 1 剂。

功效：此方有温阳健脾、利湿消肿之功，可治疗水肿。

三、牵牛子散

组方：牵牛子适量。

做法：将牵牛子择洗干净后研细，每次服 6 克，每天服 3 次。

功效：此方有泻下逐水、消积通便、杀虫止痛之功，可治疗水肿胀满、便秘、虫积腹痛等症。

四、桑白皮汤

组方：桑白皮 18 克，茯苓、黄芩、射干、白术各 12 克，泽泻 9 克，防己 15 克，大豆 30 克。

做法：将上述药材择洗干净后研细，放到锅内，倒入适量清水浸泡一会儿，煎汁，分成 3 次服下，每天 1 剂。

功效：此方有清热利湿之功，适合气急、水肿等症。

五、赤豆鲤鱼汤

组方：赤小豆 15 克，桑白皮 12 克，鲤鱼 1 条，白术 9 克，调味品适量。

做法：将上述食材、药材择洗干净，鲤鱼清理干净后清洗干净，一同放到锅内，开小火熬煮至鲤鱼熟透，调入适量调味品，继续煮一两沸即可，吃鱼喝汤，每天 1 次。

功效：此药膳有健脾利湿、消毒消肿之功。适合水肿、脚气、腹胀、腹泻等症。

六、褚叶粥

组方：褚叶 30 克，大米 50 克。

做法：将褚叶清洗干净之后放到药罐内，浸泡 5 ~ 10 分钟，煎汁，放入大米熬煮至粥熟，每天 1 剂。

功效：此方有利湿消肿之功，适合面目手足微肿，常不能消。

七、商陆羊肉汤

组方：羊肉 500 克，商陆 15 克，调味品适量。

做法：将羊肉清洗干净后切成块状，和商陆一同放到锅内，倒入适量清水，开小火熬煮至羊肉熟透，调入适量调味品，继续煮一两沸即可。吃肉喝汤，每天 1 剂。

功效：此药膳有利尿湿水、解毒散结之功，适合水肿胀满、大便秘结等症。

八、猪肾茯苓汤

组方：猪肾 1 具，茯苓 12 克，橘皮、防己、黄芩、杏仁、泽泻、玄参、桑白皮各 3 克，猪苓、白术各 9 克，大豆 90 克。

做法：将上述药材择洗干净后研细；猪肾去掉臊腺后清洗干净，和上述药材一同放到锅中，开小火熬煮至猪肾熟透，过滤取汁，每天服 1 剂。猪肾佐餐食用。

功效：此药膳有健脾利湿、消肿除胀之功，适合四肢肿胀、腹满等症。

头痛，就喝吴茱萸汤

谈起头痛，多数女性朋友都很熟悉，因为几乎每个人都经历过头痛，再加上女人身体相对娇弱、生性多疑等，更易受头痛困扰。

头痛在中医中非常复杂，疼痛部位、程度不同，治疗方法也不同。中医将头看成是"诸阳之会"，脏腑之气血精华最终上注于头。因此，头痛和脏腑之间有关系。去医院看头痛病的时候，医生常常会问你具体哪个部位疼，是前额还是后脑，是两边痛还是偏头痛。问清具体痛处后，就清楚是哪条经脉出问题了。

巅顶处是肝经，肝经全称为足厥阴肝经，因此巅顶头痛即厥阴头痛。此种头痛主要为寒气进入肝经所致，赶寒上犯巅顶，会诱发头痛。跑到脾胃，发作时会伴随着恶心、干呕、吐清水等症。

那要如何治疗呢？服用吴茱萸汤。

吴茱萸汤最早出自《伤寒论》："干呕，吐涎沫，头痛者，吴茱萸汤主之。"由此我们可以看出，吴茱萸汤为治疗厥阴头痛之良方。《备急千金要方卷十六》之中记载的吴茱萸汤的方剂组成及治法："吴茱萸、半夏、小麦各9克，甘草、人参、桂心各3克，大枣20枚，生姜24克。上八味，哎咀。治久寒，胸胁逆满，不能食。以酒500毫升，水300毫升，煮取300毫升，分三次服。"

现在我们通常用党参来代替人参。有头痛的患者前来看病时，只要确诊为巅顶头痛，我都会为其开此方剂，只不过方剂之中每味药材的用量与原著上有些差异。

组方及用量：吴茱萸9克，生姜18克，党参9克，大枣4枚，一同放入锅中，倒入1升清水，煮至400毫升，去渣温服，每次服100毫升，每天服3次。

此方之中的吴茱萸可治疗肝寒所致的疾病，除了头痛，还能治疗寒气袭胃导致的恶心、干呕等症状。吴茱萸性温，而且能通肝经，因此可驱走肝经之寒气。

生姜有止呕之功，能温胃散寒，不过生姜之温性与吴茱萸相比就弱很多了，吴茱萸药性较烈，而生姜可温通，能缓和吴茱萸之烈性。

大枣和党参可补气养血，二者均为传统之补益药品，合用效果更佳。

巅顶头痛有个显著特点，痛的时候非常烦躁，而吴茱萸汤刚好对此症，当身体中阴寒之气盛时，阳气会相对减少，不能与之抗衡，身体中就会"内讧"，纷争不断后，人则表现出异常心烦，站也不是，坐也不是，待不住，甚至有种想要撞墙的感觉。

曾经有位女士来诊所看病，她告诉我，自己已经患巅顶头痛很多年了，吃过很多药都没有效果，症状反复发作。有时候，头痛还伴随着手脚冰凉、恶心、吐清水，后经人介绍找到我，经过一番诊断，我断定她所患的是厥阴头痛，于是给她开了2剂吴茱萸汤，疼痛得到了缓解，之后我又给她开了6剂，彻底治愈了她所出现的头痛。

现代药理学研究发现，吴茱萸汤可调节人体胃肠蠕动、镇痛、镇吐，对于女性朋友来说，寒气所致的痛经最为普遍，长时间坐办公室吹空调，夏季喝冷饮，导致体内寒气越积越多，就会诱发痛经，此时喝些吴茱萸汤有助于改善痛经。

健忘，可服孔圣枕中丹

孔圣枕中丹出自于孙思邈的《千金要方》，组方：龟甲、龙骨、远志、菖蒲各等分，蜜丸或水丸，每次服3～9克，每天服2次，用温开水送服。

《医方解集》之中谈到孔圣枕中丹时是这样说的："读书健忘，是由于心血不足，痰与火乱起心神所致。"因此，此方之中添加了龟甲补肾，龙骨镇肝，远志泻热散邪，而且可通肾气上达至心；菖蒲辛散肝郁，开心孔、利九窍。整个方剂的重点是散痰火之郁，让心肝安宁，进而让聪明开、记忆强，后人将其列在滋阴降火、重镇安神之列，多用于治疗读书健忘、心神恍惚、失眠等。

朋友的女儿刚参加工作时，每天被繁忙的公务所烦扰，白天整理文件、陪经理见客户，晚上还要背一些资料。可越是繁忙，就发现自己越是健忘。有时候背一份文件或是一个人的资料都要很长时间，上司从三番五次地提醒，到后来的不耐烦的态度，这让这个二十出头的小姑娘越来越觉得自己应付不了这份工作，从前的自信一落千丈。

后来朋友跟我叙述了女儿的情况，我让她带着孩子来一趟。刚看到那位姑娘时，我只有一个感觉，就是她的精神状态似乎不怎么好。原来，白天的繁忙、紧张使得这个姑娘常常失眠，可越是这样，自己的记忆力就越差。

从中医的角度上说，朋友女儿的这种情况是典型的心肾不交而引发的失眠健忘。心为阳，属火，居上焦；肾为阴，属水，居下焦，两脏间关系密切。心为火居上，肾为水居下，水可升、火有降，心阳下降就会交在肾阴，肾阴上升就会济于心阳，使得心肾两脏之阴阳、水火、升降关系处于平衡、相济、协调的状态，进而维持人体之正常生命活动。若该升的不升，该降的不降，则心肾失常，致使出现类似这个女孩儿的一系列症状。

听完我的叙述，女孩儿有些紧张，赶忙问我有没有什么有效的方剂能治疗她的健忘，因为她实在不想失去现在这份工作。我笑着说："别紧张，回头我给你开个让你拥有过目不忘本领的药方。"

姑娘的眼睛瞪得老大，似乎有些不敢相信，我并没有理会她，给她开了几剂孔圣枕中丹，同时嘱咐朋友回去之后按照我教给她的方法为姑娘熬药，每天早晚分别喝 1 次。此外，我还嘱咐姑娘回去之后要懂得为自己"解压"，适当放松自己，还有就是不能太紧张，否则不仅不利于记忆，还会影响其正常睡眠。就这样，朋友和女儿带着我开的"秘方"回家了。

大概一个月之后，朋友打电话来告诉我说，自己女儿的记忆力已经提升了不少，失眠症状也得到了改善，现在基本上在床上躺个半小时就能睡着了。工作上的顺畅让朋友的女儿更加信心十足，她正筹备着下一个目标呢。

胁痛，喝一杯佛手梅花茶

喜欢观察的女性朋友不难发现这一现象：很多人生气的时候都会叉腰，有时候甚至被气得直不起腰来，"哎哟、哎哟"直喊疼。问他哪疼，他会说自己肋下疼，或是说自己胸疼，实际上，中医称这个部位的疼痛为"胁痛"，身体侧面由腋下至肋骨尽头即为胁。两胁为足厥阴肝经与足少阳胆经经过的地方。而胁痛的主要原因在肝胆。《千金方》之中有云："肝胀者，胁下满而痛引少腹。"

肝与胆之间有着密切关系。从中医的角度上说，肝胆互为表里，而从现代解剖学上说，胆囊位于肝脏右叶胆囊窝中，肝脏负责分泌胆汁，胆汁储存于胆囊内，人开始进餐时，胆囊就会收缩，胆汁流进肠道，有助于食物消化。而肝分泌胆汁与肝之疏泄功能有关，肝气畅达，疏泄之功才得正常，胆汁分泌才得顺畅。若肝气郁结，疏泄之功就会失常，胆汁分泌过程受阻。胁痛即肝气郁结影响胆汁之分泌、输送，进而诱发胆汁瘀积所致，瘀积于胁下，就会表现出胀痛，可能为一侧，也可能为两侧。刚好与《黄帝内经》之中的"邪在肝，则两胁中痛"相对应。

有的女性朋友会在行经期间发生胁痛，此即为"行经胁痛"，月经之时，血流量会增大，易出现肝疏泄不利、气血不畅等，因此女性朋友月经期间一定要保持心情舒畅，这样才能确保气血协调，避免痛经的再次发生。

虽然胁痛并非什么严重的病症，不过由于胆汁要参与五谷之消化过程，因此长时间疏泄不良就会诱发恶心、腹胀、腹泻等，所以要提高重视程度。除了保持心情舒畅，还应当采取一定的食疗方法。下面就来为女性朋友们推荐一款能够改善女性胁痛的茶——佛手梅花茶。

具体做法：绿萼梅 6 克，佛手 10 克，一同用沸水冲泡，之后调入适量白糖、蜂蜜，代替茶来饮用。

此茶可疏肝理气、活血通络。肝脏之气血舒畅，胁痛自然会消失。此方之中的绿萼梅又名白梅花，入肝经，可疏肝理气，并且理气不伤阴，《本草纲目拾遗》之中提到"单叶绿萼梅入药尤良"。

而佛手有疏肝理气、行气止痛之功，《本草便读》之中说其"功专理气快膈，惟肝脾气滞者宜之"。佛手为柑橘类植物，因此医书中称其为佛手柑。

除此之外，出现胁痛还可通过按摩行间穴（位于足背侧，第 1、2 趾间，趾蹼缘后方赤白处）和太冲穴（位于足背侧，第 1、2 跖骨结合部之前凹陷处）来治疗。

按摩行间穴可泻肝火、疏滞气，非常适合肝气郁结引发的各种病症，不仅能改善胁痛，还可治疗月经不调、痛经、崩漏等症。

太冲穴非常适合爱生闷气的女性朋友，按揉时刻从太冲穴揉到行间穴，将痛点由太冲穴转至行间穴效果更佳。

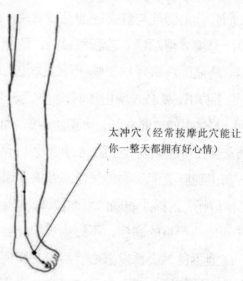

太冲穴（经常按摩此穴能让你一整天都拥有好心情）

震颤，药疗哪有食疗好

　　女人过了50岁之后就容易发生震颤，如果你已经开始"手舞足蹈"，说明你的筋肉、关节正在趋向老化。我国唐代著名医学家孙思邈在《千金方》之中也曾提到过一例震颤麻痹患者，而《黄帝内经》之中早已有对震颤麻痹症状的描述。

　　但是如今有很多年轻的女性也患上了这种病，这是怎么回事呢？《素问六节脏象论》之中提到："肝者……其充在筋。"何为筋？即肌腱、筋膜、韧带等组织，全身之筋都要依靠肝之气血滋养，肝血充足，筋膜得养，肢体关节运动则灵活，人体强健有力。若肝血不足，筋膜失养，就会变得不灵活。因此，中医认为肝主运动，人体无论进行何种运动，皆需肝之气血维持，即使动动手指也是一样的。

　　一般来说，女子49岁迎来更年期，身体逐渐显现出各种衰老之态，因此老年人不仅不灵活，而且容易发生关节炎，此皆为肝气衰所致，为肝血亏虚，血无法养筋所致。年轻女性若不注意养肝，就会早衰，不但面部长斑，肢体活动也会发生障碍，指甲苍白干枯。若肝血充足，则指甲光泽坚韧。那怎样才能补养好肝脏，防治震颤呢？

　　孙思邈在《千金方》中说："凡欲治疗，先以食疗。既食疗不愈，后乃用药尔。"因此对于此类患者我一般不会给他们开药，而是开一道药膳——归参鳝鱼羹。

　　具体做法：鳝鱼500克，当归、党参各15克，料酒、葱、姜、蒜、食盐、酱油、味精各适量。将鳝鱼去掉头、骨、内脏后清洗干净，切成丝状，将当归、党参装到纱布袋内，扎紧口；鳝鱼丝、药袋放到锅中，调入料酒、葱、姜、蒜末；将锅置于火上，先开大火烧沸，之后撇掉上面的浮沫，再转成小火煎煮 1 小时即可，捞出药袋，食肉喝汤。

此药膳之中的鳝鱼为补药，有补气血、强筋骨、健体力之功。当归为女性专用补药，气主要作用在于补血，当归头部补血之功较强，身部主要用于和血、养血，尾部活血作用显著。党参药性平和，入脾经和肺经，有补脾肺之功，而且还能补血。

不仅手足震颤的患者可以食用此药膳，气血虚弱的女性也可食用此药膳，女人产后补身服食也是非常不错的。

手足震颤的患者还可配合下面这个按摩方法辅助治疗疾病：先用手指掐点耳后的高骨穴 10 ～ 20 次，之后掐绝骨（位于小腿外侧，外踝尖上 3 寸，腓骨前缘处）、复溜（位于小腿内侧，太溪直上 2 寸，跟腱前方）两穴，然后取气户（胸部，锁骨中点下缘，距前正中线 4 寸处）、少商（位于手拇指末节桡侧，距指甲角 0.1 寸处）、鱼际（位于手拇指本节后凹陷处，第 1 掌骨中点桡侧，赤白肉际处）、合谷（位于手背虎口处，于第一掌骨和第二掌骨间陷中）、曲池（屈肘成直角，肘横纹外侧端和肱骨外上髁连线中点）、尺泽（位于肘横纹中，肱二头肌腱桡侧凹陷处）、支沟（在前臂背侧，阳池和肘尖的连线上，腕背横纹上 3 寸，尺骨和桡骨之间）等穴按摩，不同穴位处肌肉的薄厚不同，按摩方法包括按、摩、掐、擦、揉、捏、点等，若配合食疗之法效果更佳。

上面我们提到的手足震颤为血不养筋所致，其实，血不养筋还会导致四肢无力、动作迟缓、身体易乏等。想要强健自己的筋骨，活动灵敏，还应注意运动适量。如果行走过度，会伤及筋，有害而无利。平时可做些伸展肢体的活动，刺激那些平时活动不到的关节，或是练练瑜伽、跳跳健美操等。

夜盲症，就吃猪肝煲枸杞

　　患有夜盲症的人到了晚上会看不清东西，如同盲人一般，行走困难，但是不同的夜盲患者"盲"的程度也不同，有的人只是看不清，而有的人是完全看不见。

　　夜盲有先、后天之分，先天源于遗传，不能治疗；而后天可分为暂时性夜盲和获得性夜盲两种。后者为某种疾病所致的夜盲，比如肝炎就可能导致夜盲，疾病痊愈之后夜盲也会消失。本节主要介绍的是暂时性夜盲，患上此类夜盲的女性朋友无其他病症，视觉器官正常，只是在夜间看不清东西，在昏暗之处不能视物。

　　从中医的角度上说，夜盲症为肝血亏虚所致。《圣济总录》之中有云："夫卫气昼行于阳，夜行于阴，阴血受邪，肝气不能上荣于目，肝受血而能视，今邪在于肝，阴血涩滞，至暮则甚，故遇夜目睛昏，不能睹物。"这段话的意思就是说，气属阳，血属阴，夜也属阴，因此肝血亏虚的女性到了夜间就会表现出视物模糊，白天时视力正常。

　　那么应该怎么治疗夜盲症呢？早在1000多年前，唐代孙思邈在《千金方》中就记载着动物肝脏可治疗夜盲症，而在此为暂时性夜盲症的女性朋友们推荐的这款药膳也与动物肝脏有关——猪肝煲枸杞。

　　具体做法：猪肝100克，枸杞子30克，淀粉、黄酒、盐各适量；先将猪肝清洗干净后切成片状，调入适量黄酒、淀粉，和枸杞子一同放入锅中，倒入适量清水煲汤，最后调入适量盐即可。

　　此方之中的猪肝有非常不错的补血养肝之功，西医治疗时也常建议患者吃猪肝。枸杞子有滋补肝肾、益精养血、明目消翳之功。通常情况下，女性由于加班熬夜而肝肾亏虚时易长黑眼圈，吃此药膳有助于祛除黑眼圈，孙思邈也曾用枸杞与其他药制成补肝丸，治疗肝经虚寒、目暗不明。

孙思邈还在《备急千金药方》之中提到过一个咒术治疗夜盲之法：夜盲症患者于黄昏时找个麻雀栖息之处，让麻雀惊起，纷纷飞离，此时念咒语：紫公紫公，我还汝盲，汝还我名。当然了，这只不过是种迷信做法。

接下来为大家介绍的是配合药膳方的按摩方法：

按摩睛明穴（目内眦眼角梢上方凹陷处），睛明，即眼睛明亮清澈之意，按揉此穴能祛风明目，治各种眼疾。

按摩球后穴（位于眼眶下缘外 1/4 和内 3/4 交界处），按揉此穴能活血明目，治疗早期白内障、近视。

按摩行间穴（位于足背第 1、2 趾间缝纹端处），按揉此穴可清泻肝火。

按摩肝俞穴（位于第 9 胸椎棘突下，旁开 1.5 寸处），按揉此穴可疏肝理气、益肝明目。

具体按摩方法：用手指指甲分别点掐患者左右睛明穴、球后穴 36 次，之后患者采取俯卧位，按摩者用肘尖压其肝俞穴 36 次，再改用拇指指端点按患者左右足背行间穴各 36 次。每天做上述动作 1 遍，每 10 天为 1 疗程。

第五章

女人以悦己者容，在《千金方》中找美丽之方

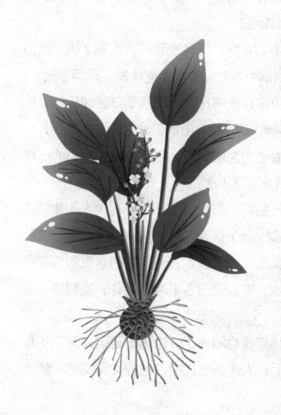

门冬益寿膏，还女人好气色

如今，随着人们保健养生意识的强化，保健市场也逐渐扩大，在这样的情况下，绿色食品、无公害食品层出不穷。保健市场这么大，难免会有鱼目混珠的现象，很多女性朋友想要通过吃保健品来求长寿，而有的女性朋友到养生馆去做卵巢和肌肤保养，可以说为了美丽和长寿下了"血本"。

女性阴足，即气血不亏之意，想要解决这个问题，可以服用自制的门冬益寿丸。自制药品有很多好处，原材料的选取可自行掌握，不用担心会添加防腐剂、色素等对身体有害的成分，做一次就能吃 1 个月，每天早晚从冰箱冷藏室内取出 1 丸即可。

具体做法：到药店买天门冬 250 克，将其放到阳台上晒 2 天，之后到市场上买黑芝麻 250 克，放到锅中炒熟，注意不能炒煳，再晒 2 天，2 天后将 2 种药混到一起，研成粉末，多筛几次，足够细口感才更好，调入 500 克蜂蜜，放到瓷器中上锅蒸 30 分钟，出锅，冷却，洗净双手，将其制成丸状。也可直接用干净的小勺挖取食用，每次吃核桃大小的一块即可，每天 2 次，早饭和晚饭后分别吃 1 次。

门冬益寿膏中的天门冬为补阴药，药性偏凉，适合现代人的体质。现代人天天吃肉，却不喜欢吃蔬菜。老子认为，人偶尔吃一两次肉能温补、化解体内寒凉，天天吃肉身体就没那么寒凉了，天门冬的养阴和偏凉药性刚好能抵消现代人吃肉的热性，不过天门冬不像金银花、连翘等可强清热，比较缓和。

很多女性服用此方之后便秘症状也消失了，这主要是因为天门冬和黑芝麻可润肠通便，大便畅通后，人体新陈代谢的过程才得正常，防止便秘而导致体内毒素瘀积，确保内分泌过程的正常。

肾虚的人容易提前衰老，早早地呈现出一副老态龙钟之相，黑芝麻可益肾精、补肾，进而防止肾脏提前衰竭。

服用门冬益寿丸要按顿服药，有一定的坚持精神，千万不能想起来就吃一口，忘记了也就算了，这样不仅对身体状况无大改观，而且长时间存放也易变质，是一种浪费。

其实，有些保健品也应该像食物那样天天食用才能发挥出其保健功效，有些保健品甚至吃上几年之后才能真正体会到其保健之功，门冬益寿丸就是这样的应长期食用的保健品。

玉颜膏，让肌肤细腻润泽

刚出生的婴儿肌肤嫩滑，没有瑕疵，可是随着年龄的增长，岁月催人，不知不觉中细纹渐渐爬到了肌肤上，粗糙慢慢显现，还没到衰老的年龄，却已经被人在背后称作"黄脸婆"了。

记得有一次，一个朋友过来找我闲聊，她是个典型的贤妻良母、居家过日子的女人。虽然家境还不错，叮她从来不舍得花钱去买那些昂贵的化妆品，不过皮肤却非常好。我当时觉得奇怪，就问她是不是有什么保养之术？她告诉我，自己也没什么特别的保养方法，只是一直在敷一种自制的面膜。

面膜大家都非常熟悉，有多种功能：保湿、控油、除皱、美白，种类繁多，古代女性也常常做面膜。

朋友所用的面膜就是清代《医宗金鉴》里卖弄提到过的玉颜膏，其主要成分为绿豆粉，绿豆粉做面膜美容养颜在历史书内有记载，而且不用考虑其中有激素，更不用考虑里面有重金属。

绿豆粉面膜的制法非常简单：准备个粉碎机，将绿豆打成粉，筛细，加工成极细的粉，每次用时，取适量绿豆粉放到碗中，倒入适量沸水冲泡，边冲边搅拌，调和成糊状，晾二十几分钟，稍凉后，加一管 500 毫升的维生素 C 注射液，搅拌均匀即可。

用时，如同抓泥巴那样将其糊在脸上，薄薄一层，半厘米厚即可。上班族女性通常较忙，每天晚上睡前做一次，时间不能太久，大概 1 个小时左右，之后清洗干净，不用再涂抹其他化妆品。

不过此面膜并非敷的时间越久效果越佳，刚开始效果可能不错，不过连续如此易皮肤过敏，影响面部毛囊和皮下汗腺代谢过程，诱发不良反应，正确的做法就是敷 1 个小时左右。

以前我的这个朋友皮肤并不是很好，而且曾经被护理师确诊有毛囊炎和螨虫，可自从涂完玉颜膏之后，皮肤变得比以前光滑多了，脸上的黑头也少了很多，没了黑头，毛囊干净了，毛囊炎自然痊愈了。如今的她虽然年纪比以前大了很多，可面部肌肤非常光滑，每天早起出门时画点淡妆，皮肤就特别光滑。

绿豆本来就是可研成粉末外敷的中药，绿豆粉外敷能让毒疮内收治愈。用绿豆外敷强调的就是"收"，而外用美容方"收"的效果最佳。

将绿豆粉用开水冲泡后调和成糊状能够将其中的药性充分浸泡出来，外敷于面部可清热排毒，对抗毛囊炎症，炎症一消，毛囊代谢即可恢复正常，没有黑头，螨虫也就销声匿迹。

维生素 C 能够防治坏血酸，降低血管脆性，提升机体免疫力。维生素 C 与绿豆粉同用能够辅助治疗此症，既可提升皮肤免疫力，又可对抗毛囊炎症。

选择绿豆、维生素 C 制成面膜后，可以少用很多化妆品，皮肤底子较好的女性朋友甚至可以不用化妆品，只是用些自然的保养品就可以了。

长时间伏案工作，或是工作劳累，常常加班熬夜的女性难免面色暗沉，也可使用此面膜，连续用上一段时间就能觉察到面容白皙而有光泽。

玉容散，自古流传的美容面膜

玉容散源于《千金方》，是自古以来的美容良方，由白附子、密陀僧、牡蛎、茯苓、川芎各60克组成。此方之中的附子有辛温升散之功，善将药力上行，祛除头面之风寒湿邪，疏通经络。

此方剂中所添加的川芎味辛散温通，有活血化瘀之功，为血中气药，可治疗气滞血瘀导致的面色黯淡、面疱、粉刺等；所添加的茯苓有淡渗利湿之功，可消散因水气滞留面部产生的雀斑、黯黑；所添加的牡蛎有滋阴降火、化痰软坚、润泽肌肤、祛除黑斑之功；所添加的密陀僧有消肿解毒、生肌敛疮之功，可祛"面上瘢黑"。

慈禧太后除了有心机、手段、才华，还有就是拥有魅惑君王的美色。《御香缥缈录》里曾提到过，慈禧年老时肌肤仍旧像少女一般白嫩光滑，那么慈禧太后的美肌从何而来呢？

慈禧太后曾研究过美容之方，那些方剂都是中国传统的中药，在诸多美容秘方里面，慈禧太后最喜欢玉容散。据说，慈禧太后步入中年时，面部肌肤也慢慢粗糙、发黄，同时出现大量黑斑。之后，慈禧招来御医李德昌、王永隆为自己治病，进行反复研究、论证后，最终研制出玉容散。

不过当时中医为慈禧太后研制出的方剂和《千金要方》中的并不一样。其构成中药材为：白牵牛、白蔹、白细辛、白莲蕊、白丁香、白茯苓、白僵蚕、白芨、白芷、白术、绿豆、干松各50克，荆芥、独活、羌活、檀香各25克，珍珠0.5克。上述药材一并研磨成细末，每次取20克左右，和四分之一的蛋白调匀，用温水洁面后涂于面部，晾干之后用温水清洗干净。

此方剂所添加的白芷，可润泽颜色、可作面脂；白蔹，味辛、甘，性凉，可美白肌肤，治疥疱；白茯苓味甘、性平，有莹润肌肤、祛斑白肤之功；白牵牛味苦、辛，性寒，可治雀斑、面部粉刺；干松、檀香有行气活血之功。将上述中药材调和成玉容散，可有效温经驱风、美白、去粉刺、提升面部血液循环速度，让肌肤保持美白、润泽。

记得有一次，一个女孩来到诊所，虽然她的皮肤白皙，不过属于干性肌肤，她说自己在书上了解到玉容散能够美白肌肤，问我她能不能涂抹一些，考虑到她的肌肤状况，我对她说："可以涂抹三五天，不过玉容散针对的是黄气较重的女性，你的皮肤本来就白皙，所以即使涂抹玉容散效果也不会太显著，干性肌肤主要应补水，涂抹玉容散面膜次数过多，肌肤会更干，即使变得白皙，也看不出丝毫朝气。"

虽然说"一白遮百丑"，可也得考虑到自己的肤质，这样才能达到最佳的美容效果。有的女性一味地要求皮肤白皙是不对的。而肤色黄黑或发黄的女性朋友可以试试玉容散，让肌肤脱离暗黄，变得白皙。

珍珠水漱口，还你洁白圆润齿

每天早晨起床、晚上睡觉之前我们都会刷牙，吃过饭后还要漱口，这些也是口腔保健的要点，将牙齿中残留的食物漱出去，防止其腐败危害牙齿健康。

如今，牙齿的清洁卫生并不是什么难题，不过这些都是外在的牙齿健康，想要让牙齿由内而外健康仅仅做表面清洁是不够的。

孙思邈的《枕上记》中提到："撞动景阳钟，叩齿三十六。"这里的景阳钟即"后脑勺"，"叩齿"就是轻轻叩击上下牙。实际上，这是个简单的手抱头动作，双手手掌心盖在两个耳朵上面，左右两手手指放到后脑勺，堵住双耳，在自己的头上建个"人造钟"，抱头时，就好像自己在个大钟里面一样，不受外界影响，之后用手指轻轻敲击后脑，如同外面有人在撞这个钟一般，敲一下，叩一次，每天早上起床和晚上睡觉以前分别做 36 次。

敲钟即敲脑，可以健脑，让人振奋，耳聪目明，神清气爽，工作一天之后，睡一晚上的觉，人脑就需要敲敲振振，促进其有序运转，让它变得活力十足。

"齿为骨之余"，而"肾主骨生髓"，人到老年时，肾气衰弱，牙齿就会脱落，因此叩齿能够坚骨补肾。上颌牙齿为胃经脉络，下颌牙齿为大肠经脉，因此叩齿即可刺激、通调胃经，提升胃肠功能，助消化，促进大肠蠕动，调节便秘，排毒养颜。叩击牙齿时，预防龋齿的同时还可锻炼面部肌肉，让紧绷的肌肉放松下来，有美容之功。

记得有一次，一位女患者来到诊所，她是个好吃的女孩儿，今年大三，整个暑假窝在家里看韩剧，抱着一大堆零食、一杯杯甜饮过活，可临开学时牙龈却发炎了。照镜子的时候发现自己的牙齿上生出一些黄色牙菌斑，而且我还发现她有轻度牙龈萎缩。她告诉我，自己已经有两颗牙因为龋齿而报废。

于是我给她推荐了珍珠水漱口法。珍珠水配方：取珍珠 50 克捣碎，放到 500 毫升清水中浸泡 1 个晚上，煮沸后 5 分钟倒出半杯，兑白开水半杯，加少许盐，大概 1 克左右，这样珍珠水就配好了。

具体操作：每次刷完牙后，取出自己特制的水，含在口中，含 1 分钟左右后吐出，再重复 1 次，每天早晚分别做 1 次，也可以吃完食物时漱 1 次，不仅能美白牙齿，还可防蛀。

珍珠外用能促进溃疡面愈合，母珍珠 90% 以上为碳酸钙，牙齿发黄，即牙釉质钙吸收不足，用珍珠水漱口能促进牙釉质吸收钙质，如此，牙齿就会洁白似珍珠。调少量食盐为的是消炎，能够有效防治牙龈、口腔病。

虽然珍珠水漱口的方法非常简单，不过要有坚持不懈的精神才可以，"三天打鱼，两天晒网"是难见效果的。

做"睡美人"，在睡眠中展现俏丽容颜

现代女性的生活丰富多彩，很多职业女性白天要上班，晚上要应酬或者回家洗衣做饭、照顾孩子，在这种情况下，保证充足的睡眠几乎是不可能的。虽然当代的"夜猫子"非常多，人们似乎也已经习惯了晚睡，但是你发现没有，自己正在加班熬夜之中慢慢向衰老靠近。要知道，美人是睡出来的，而并非熬夜熬出来的。

《千金方》之中提到："寝息失时，伤也。"提倡："善摄生者，卧起有四时之早晚，兴居有至和之常制。"这句话的意思就是说，要根据天时、地利、人和，制定属于自己的生物钟作息制度，孙思邈对不同季节作息时间的要求也不同："春欲卧而早起，夏及秋欲侵夜乃卧，早起，冬欲早卧而晏起，皆益人，虽云早起，莫在鸡鸣前，虽言晏起，莫在日出后，凡冬月忽有大热之时，夏月忽有大凉之时，皆勿受之，患天行时气者，皆由犯此也。"

女人若睡眠不足，肌肤就会变得干燥，色素沉着，生出眼袋、黑眼圈，皮肤生出皱纹，变得粗糙黯淡，只得用厚厚的化妆品来遮掩面部瑕疵。

可是很多女性朋友会说，不是自己想熬夜，而是晚上实在有事情需要忙碌，或者是太早的时候睡不着等。下面就来为女性朋友们介绍几种促进睡眠的方法：

一、睡前莫生气

睡觉以前千万不要发怒，否则心跳会加速，呼吸会变得急促，思维混沌，很难睡着。

二、睡前忌过饱

睡觉以前不能吃的太多，否则胃肠会一直处在蠕动状态，变得兴奋。进而导致人难以入睡，如同中医上提到的"胃不和，卧不安"。

三、睡前少饮茶

茶叶中含有大量的会刺激人大脑中枢神经的咖啡因，当人处在兴奋状态时就会变得活跃，特别是浓茶，会让中枢神经变得兴奋，导致失眠。

四、避免剧烈运动

睡前剧烈运动，控制肌肉活动的神经细胞会变得兴奋，这种兴奋短时间内都不会消失，使得人无法迅速入眠，可以做些轻微活动，如散步，睡觉之前要让自己的身体恢复至平静状态。

五、吃些助眠食物

助眠食物包括：

1. 牛奶

牛奶中含有两种催眠成分：色氨酸和肽类。其中，色氨酸可促进大脑神经细胞分泌让人想睡觉的神经递质——五羟色胺；而肽类能够调节人之生理功能，其中的"类鸦片肽"和中枢神经结合，能够发挥类似鸦片的麻醉、催眠作用，使人全身舒适，想睡觉。非常适合由于体虚而神经衰弱的女性朋友。

2. 葵花籽

葵花籽中富含氨基酸、维生素，能够调节人体新陈代谢，进而改善脑细胞抑制机能，以镇定安神。晚餐后吃些葵花籽能够加速消化液分泌，利于食物消化，助眠。

3. 小米

小米中富含色氨酸、淀粉，食用过后能够让胃产生满足感，促进胰岛素分泌，进而提升大脑中色氨酸数量。

4. 核桃

能改善睡眠质量，常用其治疗神经衰弱、失眠多梦、健忘等症，可配合黑芝麻捣成糊，临睡前服用少许，连服效果最佳。

5. 香蕉

香蕉中除了富含复合 N- 乙酰 -5- 甲氧基色胺外，还含有能够放松肌肉的镁元素。

6. 杏仁

杏仁中含有色氨酸、镁元素，适量食用有助于心脏健康。

六、做面部按摩

睡觉以前用拇指和食指轻轻按揉鼻头，之后用双手食指、中指从鼻子两侧、额部正中向两侧轻擦。

性爱，免费的美容之方

《千金方》之中有云："人年二十者，四日一泄；年三十者，八日一泄；年四十者，十六日一泄；年五十者，二十日一泄；年六十者，即毕闭精，勿复再施也。若体力犹壮者，一月一泄。"这段话的意思就是说，房事的频率要因人而异，有一定的规律，不能纵欲，也不能无欲，适当节制，以感受不到疲劳为度。

从中医的角度上说，人和天地相应，天地、男女、阴阳统称一体，男女之核心即所谓的阴阳之道，不管是古人还是现代医学，都在强调性对于人体健康来说有多重要，特别是对于女性朋友来说，和谐、适度的性生活可以让女性拥有美丽的容颜，让青春留驻的时间更久一些。而那些性生活过度，或者性生活不和谐的女性朋友很容易容颜衰退。

一项调查结果发现，保持良好性关系的女性的皮肤相对来说更加润滑细腻，头发更加浓密而有光泽，眉清目秀，更加妩媚动人。

由此可见，性生活不仅关系着夫妻关系的和谐与否，还关系的女性的美丽是否可以长存。

可能有的女性朋友会说，不是我不想维持性生活，而是本身就有些性欲冷淡，对性没有欲望。别担心，在此为女性朋友们推荐几款有助于房事的食物、药膳，助女性朋友们轻轻松松"做美容"。

一、猪肝粥

取 50 克猪肝，清洗干净之后切碎，倒入适量酱油、盐、味精备用；粳米加适量清水熬粥，至粥将熟时，加入猪肝。

此粥可养血补肝，非常适合面色苍白、头晕目眩、疲倦不堪、失眠的女性朋友食用。

二、胡桃粥

取胡桃仁 50 克，粳米 100 克，先将胡桃仁捣碎，之后放入锅中，倒入适量清水，和粳米一同熬煮成粥。

此粥有补肾肺之功，经常食用还能健脑益智，冬季吃此粥能够止咳定。

三、巧克力

巧克力中含苯基乙胺和 5- 羟色胺，这两种化学物质可唤醒大脑皮层中的性欲望。虽然吃巧克力能让做爱的感觉变得更加美妙，可并不是说巧克力就能够提升性欲，到目前为止尚未证实这一点。

吞咽口水，简单有效的养生养颜方

吞咽口水是一种很平常的动作，一般人并不会将其放在心上，如果说吞咽口水能促进新陈代谢、补充精气，可能你有些不相信，不过经过医学研究证明，吞咽口水的确能很好地养生。

如今，人们体会最多的莫过于工作、生活的劳累，养生一词虽然熟悉，真正实施的少之又少，因为很多的养生过程耗时、烦琐，坚持一两天还可以，时间一久难免会厌烦。吞咽口水的动作简单、容易，却也能够很好地养生。

津液，被称之为金浆玉醴、金津玉液、神水等，唐代孙思邈的《备急千金方》之中提到："朝朝服食玉泉，琢齿使人丁壮，有颜色。"

唾液源于人体的肾、脾，因此唾液为人体内的重要物质，为津液重要的组成部分，能直接反映人体精气充盈与否，可湿润、稀释溶解食物，助胃消化吸收，并且能够杀灭口腔内的细菌。所以，保持唾液充足、流动有助于养生。

此外，吞咽口水还有冲洗作用，能够洗掉口腔中残留的食物残渣，保持口腔卫生；而且有润滑作用，唾液内富含黏液素，能够让口腔更加润滑、柔软；稀释作用，能够稀释刺激性物质带进口腔内的有害成分，以便咽下、吐出；抗菌，能够有效预防牙龈、咽喉、口腔炎症；唾液内含大量生长激素，能够促进伤口愈合；唾液内的淀粉酶可以将淀粉水解成麦芽糖，利于人体吸收；唾液中含有一种可以保持年轻的腮腺素，而且此物质还有让人聪明、健齿、强健肌肉之功。

现代研究证明，唾液中包含着血浆内的各类成分：黏蛋白、球蛋白等10余种酶，10种维生素，以及多种矿物质、有机酸、激素等。其中的唾液腺激素能促进细胞生存、分裂，延缓机体机能衰退。吞咽唾液的常用方法是以下两种：

一、常食法

采取坐、卧、站的姿势都可以，平心静气，用舌头舐上颌，把舌头伸到上牙外侧，来回搅动，漱口内唾液，让它逐渐溢满口腔，之后分成3次咽下，每天早晚分别做3次。

二、配合气功服食法

集中精神，意守丹田，双目微闭，形松间紧。吸气的时候将舌头抵在上颌，不停舔动，进而促进唾液分泌，让气由鼻腔吸入，逐渐引入丹田，小腹慢慢隆起。呼气的时候，把舌尖放下，之后将气由丹田向上引，微微张开口，慢慢吐出气体，等到唾液满口的时候，有意识地把它送到丹田，每天早晚分别练习半小时，坚持不懈就能确保精气充足，让女人拥有红润的面色，新陈代谢更加旺盛。

美眉，为你的面部"增光"

在过去，形容一个人长得不错常常会说"浓眉大眼""眉清目秀"等词语，由此我们不难看出浓密的眉毛对于容貌来说也是很重要的。有的女性朋友从出生的那天开始就几乎没有眉毛，很多女性朋友获得浓密眉毛要依靠专业文眉、画眉等，那么要怎么做才能拥有自然的浓眉呢？

《千金方》之中有云："美眉着，足太阳之脉血气多；恶眉者，血气少也。"从这里我们也能看出眉毛稀短、脱落的女性朋友，大都足太阳经气血缺乏。眉毛浓密，则肾气充足，身体强壮；眉毛稀少，说明肾气亏虚，身体虚弱。

眉毛长而浓密的女性一般足太阳经气血旺盛；眉毛短少、脱落的女性通常气血较弱。除此之外，眉毛常常脱落，尤其是眉毛外侧脱落的女性，可能是患上了甲状腺功能衰退、脑下垂体功能衰退等症。

那怎么做才能让自己的眉毛变得浓密呢？

一、鲜姜涂眉

取适量生姜，切成片状后用其切面涂擦眉部，可以治疗眉毛稀少症。

二、茶水涂眉

用隔夜茶水刷眉毛，坚持此方法可以让眉毛变得更加黑、浓，防止眉毛脱落。

三、涂抹黑芝麻油

取 50 毫升黑芝麻油浸泡 60 克黑芝麻，每天用其涂抹眉毛，可促进毛发生长，坚持涂抹还能让眉毛变得乌黑而有光泽。

四、涂维生素 E 胶囊

每天晚上睡觉以前用维生素 E 胶囊由眉毛根部涂至眉梢，坚持涂抹 1 个星期眉毛就能显著得到改善。

五、按摩法

双手食指指腹放到两眉间印堂穴上，之后向两侧眉毛推，重复此操作 10 次。双手食指或中指指腹分别揉攒竹穴（面部，当眉头陷中，眶上切迹处）、鱼腰穴（位于额部，瞳孔直上，眉毛中）、丝竹空穴（眉梢凹陷处）、太阳穴（位于耳部前面，前额两侧，外眼角延长线上方），重复揉 10 次。

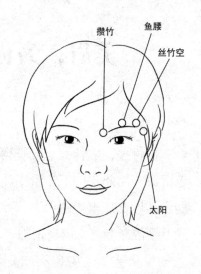

六、食疗方

1. 乌眉生眉方

组方：没食子 60 克，莲草 60 克，铁粉附子 60 克，蔓荆子 60 克，蜀羊泉 90 克。

做法：将上述材料研成末状，放到 5000 毫升生油内浸泡，开小火煎熬，过滤去渣，每天涂眉毛 1 次。

功效：治疗血虚导致的没眉毛。

2. 鹿角胶

组方：鹿角胶。

做法：将鹿角胶放入锅中，倒入适量清水炖化，每天早上喝 3 克。

功效：改善眉毛枯黄细软。

黑亮秀发，是养出来的

从中医的角度上说，"发为血之余"，头发为血之余产生的，人体中气血充盈，头发才能好，血一定要在气的推动下才可上注于肺，运行于血脉之中，遍布全身。一旦气血亏虚，头发就会干枯、稀少，气血发生病变的时候就会长出白发、脱发。

此外，肾之华在发，肝藏血、脾统血、心主血脉，人体脏腑和气血之间关系密切，想拥有乌黑光泽的秀发必须补气血，而想要补气血要从补养五脏着手。

《千金方》之中有云："五脏所合法：肝合肠，其荣爪，心合脉，其荣色。脾合肉，其荣唇。肺合皮，其荣毛。肾合骨，其荣发。"

从这里我们不难看出，肾脏的健康状况关系着我们的头发状况，肾脏充足的女性一般头发浓密，不过有的女性朋友虽然拥有浓密的头发，可头发却很干枯、无光泽，很可能为过量摄入酸性食物伤及五脏所致。

那么我们应该怎么养护自己的秀发让它乌黑发亮呢？下面就来为大家介绍一些具体的方法：

一、营养均衡

想要营养均衡，平时多吃些利于生发的食物，如大麦、芹菜、胡萝卜等富含微量元素、维生素的食物。

二、劳逸结合

平时注意劳逸结合，规律作息时间，避免过度疲劳或紧张。

三、选择梳子

应当选择牛角或木质梳子来梳头，梳头的过程中能按摩头皮，促进头部血液循环，增加毛囊供血，促进头发生长。

四、保持头部清洁

应当保持头部清洁，不过洗头的次数不能太多。通常情况下，油性肤质的女性一个星期洗 1 ~ 2 次头就可以了；干性肤质的女性一个星期洗 1 次头发就可以了。夏季的时候适当增加洗发次数，冬季适当减少洗发次数。油性皮肤、正常皮肤的女性应当选择普通洗发水，油脂分泌过多时可选择去油脂洗发水，干性肤质的女性可选择弱酸性洗发水。

五、正确洗发

洗头发的时候应当先将洗发水揉搓成沫，之后涂到头发上按摩 3 ~ 5 分钟，最后用清水冲洗干净。

六、尽量少烫染头发

尽量少烫染头发，因为烫染发剂都是对头发有害的化学物质。

七、食疗养发

1. 牛排

牛排中富含蛋白质、氨基酸，能够有效滋养头发，不管是红烧牛排还是牛排汤都是不错的补养之品。

2. 杏仁

杏仁能够坚固秀发，特别是对于爱美的女性来说，可以每天吃上三五个杏仁。

3. 贝类

贝类不仅营养丰富，还能够促进细胞再生，营养毛囊，促进头发的生长。

4. 鲤鱼

鲤鱼肉质细嫩，味道可口，容易被身体消化、吸收，吃鲤鱼可以开胃健脾、消肿、安胎通乳、滋补、保持头发黑亮。

5. 猴头菇

猴头菇中蛋白质含量很高，脂肪含量低，富含矿物质、维生素，特别是人体所需氨基酸含量很高，常吃能够补益身体。此外，猴头菇还是美发食品，可促进头发生长。

八、避免暴晒

夏季时阳光强烈，出门的时候最好戴上帽子，也可涂抹一些能够有效防紫外线的护肤茶品。喜欢游泳的女性朋友游泳前一定要涂抹些发乳或橄榄油，而后用热毛巾包好头发，5分钟之后擦干脱发。

九、调节情绪

懂得调节自己的情绪，避免忽喜忽悲，否则会伤及脏腑，进而影响发质。

黑发如瀑，余发散帮你拥有

中医毛发的生理将头发、眉毛、胡须归在毛类，这个归类让人有点难以接受，不过事实就是如此，人上了年纪之后，这些"毛"就会变白，不过有的是眉毛、胡子不白头发白，有的是头发眉毛不白胡子白，这究竟是怎么回事呢？

从中医的角度上说，毛发和心、肝、脾、肺、肾有关，而五脏和五行相对，五行之中，心属火，火向上烧，头发长在头顶，因此说心生头发也不难理解；肾属水，水气渗入地下，因此说毛发会下生，由头面方位来看，下生胡须，胡须属肾气生；人生气时眉毛会横着，此即为肝气太旺，因此眉属肝。

记得有一次，一位二十六七岁的女性来诊所找我，她说自己脱发严重，也不知道从什么时候起，自己居然长出了很多白发，自己不太喜欢染发，所以就想问问中医有没有乌发之方。

我问她身体其他部位有没有不舒服，她想了想，告诉我说自己常常腰部酸痛。我给她把了把脉，的确是肝肾阴虚。再看她的头发，干枯发黄，粗细不一，头发分叉严重。补肝肾常用的中药就是六味地黄丸，所以我嘱咐她回家之后服用一段时间的六味地黄丸之后再来复诊。

大概一个月之后，她又来到诊所，说自己的腰已经没事了，可脱发现象还很严重，白发也没见减少，她非常着急，问我怎么做才能避免脱发，真担心自己年纪轻轻会秃顶。

我给她拿了 200 克蒲公英，200 克血余，让她找个干净的带密封盖的陶瓷罐子，罐子大小要能放进这些药。将罐子清洗干净之后晾晒至干，蒲公英放到罐子最下端，再放血余，最后在上面撒层盐，约 15 克，盖好盖子，最后用泥土封存。春秋季节封 5 天，冬季封 7 天，窖藏好后，将其架在火上烧。最开始时的火要小。刚开始加火时，封泥处会冒烟，烧至没有烟冒出即可，自然冷却 1 小时，将里面的药取出，研磨成粉即可。每天早上起床后服 7 克，用水冲服，行经期间不能服此药。

那位女患者回家之后继续服六味地黄丸，同时每天早上起床之后服一次余发散，大概又过了一个月之后，她的白发已经消失，头发也不脱了。

血余即头发，中医认为，发为血之余，意思就是说，毛发是血所生，而血余之所以可以补发，调理身体气血，依据的就是中医上的"以形补形"理论。

而蒲公英为清热解毒之品，现代人大都补得太多，易生血热，血行至头面导致头发干枯、脱发等，而蒲公英可清热解毒、治血热，血热一褪，头发自然不脱、不白了。在其中添加盐，目的是引药归肾经。三者配合即可让女人黑发如瀑。

补水，女人一生学用无穷

女人过了 20 岁之后，皮肤易生皱纹，肤色也从原来的润泽逐渐变得灰暗、没有光泽，弹性也比以前差了不少，逐渐显现出衰老特征。这些症状困扰着年轻的女性，岂不知这是体内水分流失所致。女人应当将补水当成一生的功课，每天重视补水的过程。

《千金方》之中提到，"肺外合皮毛"，这句话的意思就是说，肌肤的润泽、水感、晶莹均以润肺为本，润肺最佳的方法就是补水。

每个女人都和水有着密切的关系，希望成为美人的女人更不能忽视水的作用。水为大自然赋予人类最佳的营养素、美容品，每个人每天的进水量要达到 1800 毫升，才可维持机体水平衡。人体中大概有 20% 藏于皮肤内。有测定显示，皮肤含水量为自身重量的 70%，因此皮肤被誉为"人体水库"。

油性肌肤的女性通常将控油放在首位，可却忽视了补水。实际上，80% 的油性肌肤都存在缺水现象，主要为旺盛的油脂分泌让你忽视缺水的事实，面部未能及时补水而致。因此，控油时补水是必需的。

那么应该如何补水呢？下面就来介绍一下具体的补水方法。

一、多喝温开水、汤

平时多喝温开水和汤类能让肌肤充分吸收水分，进而保持肌肤润泽，常用温凉水洁面可促进肌肤吸收水分。保持每天 8 ～ 10 杯的饮水量，千万不能等到口渴时才喝水，应当细水长流。

二、润肤过程不可少

洗完脸后，先用爽肤水，之后用润肤乳，这样不但能补充水分，还可滋润肌肤，进而保护皮肤。

三、多吃角质食物

可以吃猪皮、猪蹄、银耳等角质含量丰富的食物，既可滋润肌肤，又可亮泽头发。

四、润肤面膜

1. 雪梨杏仁面膜

取 2 茶匙雪梨汁、1 茶匙杏仁粉，1 茶匙蜜糖，将上述材料混合搅拌成糊状，取一块脸大小的纱布浸泡其中，敷脸 30 分钟，取下，清洗干净，之后用按摩油按摩脸 15 分钟。此面膜有活血保湿之功。

2. 柠檬汁补水面

取蛋清 1 个，蜂蜜 1 小匙，柠檬半颗，麦芽油适量，将柠檬清洗干净后去皮榨汁，之后将柠檬汁、蜂蜜、蛋清、麦芽油放到碗中搅拌均匀，涂于面部，10～20 分钟后清洗干净。此面膜不但能滋润、紧致干燥肌肤，而且有非常好的美白之功，最好晚间使用。此面膜适合干性肌肤的女性朋友。

3. 胡萝卜汁水面膜

蜂蜜 1 匙、新鲜胡萝卜汁 1 匙，优酪乳 75CC，将蜂蜜、胡萝卜汁、优酪乳一同混合均匀，之后涂在脸上，20 分钟后清洗干净。此面膜能有效促进肌肤油水平衡，滋润干燥肌肤，让肌肤水嫩透白、有光泽，此面膜适合混合性肌肤的女性。

4. 黄瓜补水面膜

取蜂蜜 1 匙、全脂奶粉 1 匙、麦粉 1 匙、小黄瓜去皮后捣成泥状。将蜂蜜、全脂奶粉、麦粉、小黄瓜泥调和均匀，涂于面部，20 分钟后清洗干净。此面膜在深层清洁肌肤的同时还可杀菌，能收敛粗大毛孔，进而滋润、营养肌肤。适合油性肌肤的女性朋友。

5. 苹果蛋黄面膜

取苹果 1/4 个、蛋黄 1 个、面粉 2 匙，将苹果捣成泥状，或用榨汁机榨汁后取出苹果渣。清洁肌肤后，把面膜敷在面部 10 ～ 15 分钟，用温水冲净干净，可每天使用。此面膜有滋养、收敛、保湿等功效，能提升肌肤抵抗力，同时让肌肤明亮。此面膜适合敏感性肌肤的女性。

美白，《千金方》中有佳法

中国有句俗话叫："一白遮百丑"，拥有白皙的肌肤几乎是每个女人想拥有的，而食物为由内而外保养身体、美白肌肤的关键，《千金方》之中专门介绍了关于美白的食疗方。

通常情况下，沿海地区的女性皮肤较黑，除了因为她们的肌肤中黑色素较多外，还和她们的饮食结构有着密切的关系。皮肤的白皙与否和黑色素细胞合成黑色素的能力有着很大关系。黑色素细胞中含酪氨酸酶，它能够让酪氨酸代谢产生黑色素，酪氨酸酶活性决定着黑色素生成能力，而酪氨酸酶活性刚好和体内铜、铁、锌等元素有着密切关系，常食富含酪氨酸、锌、铜、铁的食物，如动物内脏、蟹类、牡蛎、核桃、黑芝麻等，皮肤易变黑，过量喝咖啡和浓茶皮肤也易变黑。

从中医的角度上说，食物之间有相克性，既然有的食物能够让皮肤变黑，一定会有食物能够让皮肤变白。富含维生素 C 的食物就能够减少黑色素产生，如猕猴桃、红枣、柠檬、柑橘等，均能够减少黑色素沉着，减退甚至去除皮肤黑斑、雀斑，加速肌肤还原、变白。

为了美白而长时间使用化学美白产品，对身体的伤害是非常大的。随着人们对美容养生的认识，很多女性将目光投向了美味佳肴，那些富含维生素 C、白色、浅色的食物，即有助于人体排毒的食物开始受女性朋友们的关注。

中医上的美白讲究的是调气、排毒，让肌肤更加透明而有光泽，如果经常紧张、生气，就会导致肝郁气滞，变成"黄脸婆"。若偏食、排毒功能差、气血流通慢，则伤脾，导致肤色暗沉，甚至形成黑斑，若经常生病、劳累，就会伤及肾脏，导致肝火旺盛，肌肤容易长东西。因此，中医认为，美白的重点就是调理肝、肾、脾。

根据早、中、晚的经络走向，按五脏排毒顺序调配的美白食谱既能补气，又能排毒。早晨可以喝些绿豆豆浆，因为淀粉、蛋白质均有解毒、美白之功，所以，吃过早餐后喝上一杯绿豆豆浆，可以将整个上午的毒素排出体外。喝其他豆类的豆浆也是可以的。可以在头天晚上把黄豆泡起来，等到第二天用豆浆机打浆。

豆浆性平味甘，滋阴润燥，能够治疗高血压和冠心病。女性衰老和激素分泌有关，豆浆中含大豆异黄酮、卵磷脂等，为天然雌激素补充剂，可延缓衰老，预防子宫癌、乳腺癌。豆浆内还含植物雌激素黄豆苷原，能调节女性内分泌。每天早上喝一杯豆浆，能够显著改善女性心态、身体健康，延缓肌肤衰老，进而养颜美容。豆浆除了可美白，还可补充体力，体力不足或起床后没精神，可起床后喝杯热豆浆来补充体力。

下午2：00～5：00血压会上升，血液内酸性物质上升，肌肤易缺氧，生出暗沉，此时经络走至肝经，醋加陈皮可放松郁闷之气，调理内分泌，进而淡化色斑、化解黑色素。

冰糖陈皮醋很容易烹调：找个大点的瓶子，放入适量醋，倒入100克冰糖，放入50克晒干的陈皮，将瓶子放入冰箱中3个星期之后即可。

晚饭后喝点杏仁银耳汤，杏仁为温润之佳品，而且可以安定夜间皮肤细胞，放入银耳能够补充胶原蛋白。

杏仁银耳汤具体做法：取银耳20克，杏仁粉40克，一同放入锅中，倒入500毫升清水，调入适量糖熬煮，根据自身喜欢浓度决定熬煮时间。

善于利用三餐调整身体的不同部位，内调外养，即可有效美白。

白里透红并不难，对"肤质"下方

　　形容人肤色健康的时候我们大都会用"白里透红"一词。中国人是典型的黄色皮肤，有的皮肤偏白，有的皮肤偏棕，若偏白肤色是惨白，偏棕肤色阴暗发乌，此即为气血亏，身体不健康，肤色不正常。因此，无论偏白还是偏棕色，只要透着红润，才为气血充盈的表现，预示着身体健康。

　　记得有一次，一位三十七八岁的女士来到诊所，自己带了一大堆输液药物，想让我给她输液。《医师法》对此要求严格，未经医师签字盖章的处方药一律不予应用，所以我没有答应给她输液。

　　她拿的那堆药中，有维生素、保肝药，扩张血管药，还包括可以让血流减慢，让皮肤毛细血管血容量降低的药物。我明白了，她之所以要输这些药物为的是美白，在不了解自身状况的情况下应用这些药物很容易危害身体健康。

　　我给她讲了一下这些药物可能给身体带来的危害。人追求美没有错，每个人都有追求美的权利，可是不能走极端，保肝药、维生素可以用，不过扩张血管、降低血流却是不行的，虽然用这些药能美白皮肤，可那是因为毛细血管中的皮肤表面原本的青色和红色消失了，最后只剩下白，惨白惨白的，最开始觉得头晕，到最后身体虚弱得好像风一吹就要倒了一样。

　　用这些药有不良反应，最开始，她认为美白本就该付出一些代价，听完我的讲述，她也犹豫了。我见她犹豫了，就告诉她，用健康做赌注代价太大了，太不合算了。我给她推荐了个健康美白的方法：

《备急千金药方》之中就有个美白之方：白杨皮、桃花、白瓜籽仁，用温酒调服方寸匕日三（方寸匕是古中医常用的重量单位，1方寸匕相当于6～9克），欲白加白瓜子，令欲赤加桃花，30日面白，50日手足俱白。那位女士回家之后按照这个方子验证了一个月，气色果然好了不少。

白杨皮可以用橘皮来代替，吃橘子的时候把橘皮留下，放到阳台上阴干备用，橘皮400克，桃花200克，白瓜子仁100克，一同研成粉末，桃花也必须阴干，白瓜子仁即南瓜子或西葫芦子，剥好的仁不能立刻用，也需放在阳台上阴干。将加工好的粉末分包成每包10克小包，每次1包，每天3次。可以每次配制1000克左右，连续吃一个月，每次吃完后用保鲜膜包好，冷藏于冰箱内。

橘子皮有理气之功，气统率一身脏腑，只有气通调，脏腑才得正常；而桃花药性下泄，通调肠胃，而六腑以"通"为用，也就是说，六腑通了，体内新陈代谢的过程才得正常。有宿便的女性大都皮肤粗糙，脸上、身上容易长痘痘，只有解决掉便秘问题，内分泌才得正常，身体才得健康。

白瓜子有驱虫之功，富含蛋白质、不饱和脂肪酸、维生素E、膳食纤维、胡萝卜素，以及钾、钠、铜、铁、钙等微量元素，其所含蛋白质为天然的、未经加工处理的，其中，不饱和脂肪酸所含热量不会转变为脂肪，能够避免积累过量肥肉。并非白瓜子本身可美白肌肤，而是它能为肌肤提供所需营养成分。

青春痘惹人厌，会洗脸无忧愁

青春痘困扰着很多女性朋友，此类女性一旦听到祛痘的方法就会义无反顾地去尝试，因为青春痘会影响女人最关心的"颜面"问题。有的女性朋友因为急于祛除青春痘而用手去挤，到最后落得一脸的痘印儿。其实，只要你会洗脸，就能很好地防治青春痘。

青春痘的主要症状为：红色小丘疹，能挤压出条状或米粒大的黄白色脂栓，破溃痊愈之后，会留下轻度凹陷的疤痕，可能是脓肿、囊肿、疤痕。青春痘的形成主要和体内荷尔蒙有关，因为荷尔蒙会刺激毛发生长，促进皮脂腺分泌过量油脂，进而形成痘痘，除此之外，皮脂分泌过旺也易诱发痘痘。

那么究竟怎样洗脸才能有效避免痘痘的出现呢？

步骤 1：选择中性的洗脸用品，购买柔软、干净的毛巾。

步骤 2：先将洗脸用品放到手心揉搓至起泡沫，泡沫越多越好，之后用泡沫洗脸 1 分钟左右，力度之感到痛即可。

步骤 3：接着用 38～40 度的热水清洗 20 秒，之后该用温水清洗 20 秒，重复洗 3 遍。

步骤 4：用干净的毛巾擦净脸上的水，之后轻轻压脸吸水。

步骤 5：涂上紧肤水类能够收缩毛孔的化妆水，如果感受到面部发紧应当多涂几次。每天坚持这样洗脸两次。

除了正确的洗脸方法，正确的护肤方法能够让肌肤更加润滑、细腻，有效预防痘痘的出现。下面再来为女性朋友们介绍几种护肤方法：

1. 除了干性皮肤，避免用含有过多油脂的护肤品，否则会堵塞毛孔，诱发痘痘。

2. 洗净肌肤之后应当先用水，之后再用乳液、护肤霜等保养品，直接用乳液、霜等保养品易堵塞皮脂腺出口，诱发痘痘。

3. 通过正确的方法来清洁肌肤。

4. 医学研究发现，苹果、柠檬、葡萄、酸奶中含果酸，这是一种活性成分，可以美化肌肤，所以，多吃这些水果能够防治痘痘。

5. 可以将芦荟汁涂在长痘痘的地方，有助于痘痘的消退，并且可以抑制痘痘的生长。

要想不长斑，就选藕片、维生素 E

长斑可能是辐射所致，可能是日晒所致，也可能是年老所致……不管它是因为什么而生，总是让女性朋友心烦不已，面上多出些许斑斑点点，让自己的容貌大打折扣。

藕片大家都很熟悉，最熟悉的就是凉拌藕片，冰冰凉凉、酸酸甜甜，非常爽口，虽然藕片好吃，可却很少有人能认识到它的美容功效。其实，藕片就能治疗顽固的雀斑和老年斑。

记得有一次回家跟姐姐出去逛街，当时姐姐已经五十多岁，而我也已年过四十，可在大街上却被人认成了娘俩，姐姐有些不悦。其实姐姐年轻时是个十足的美人，可近些年来，随着更年期的到来，月经的退去，姐姐的脸上生出一些老年斑，本来更年期的人情绪就多变，再加上这一天天增多的老年斑，不心烦恼怒才怪呢。

了解到姐姐的心事，回去之后我便开始思索用什么方法帮姐姐除掉这些老年斑。如今很多女性朋友用维生素 E 涂抹老年斑处，有的见效，可有的效果不佳。坚持涂抹多数还是能看出效果的。

后来我便想起藕片，于是我给姐姐买了些藕，又从诊所拿出一瓶维生素 E 胶丸，告诉姐姐这两种东西结合就能轻松祛除她脸上的老年斑，姐姐一听非常开心。按照我教给她的方法连用了半年之后，脸上的斑点几乎完全消失，整个人也自信多了，不像之前那样三天恼怒，五天不开心了。

其实做法很简单：每次取 2 粒维生素 E 胶丸，剪破后挤出里面的油状物倒在手心，均匀地用双手涂于面部，像洗脸那样按摩，维生素 E 是油状物，因此涂在脸上就像按摩膏一样，按摩起来非常舒服，大概按摩十几分钟就能完全吸收。此时取出提前切好的藕片贴到脸上，20 分钟后旋转一下，让整个脸都吸收到藕片内的养分，大概贴 1 ~ 2 个小时，每天敷 1 ~ 2 次即可。

维生素 E 的功效相信多数女性朋友都了解。主要介绍一下藕的美容祛斑功效，因为这并不被大家所熟知。

藕生长于阴暗潮湿的泥中，性凉，有凉血解暑、除烦之功，藕片中富含淀粉、蛋白质，能渗透至皮肤，为皮肤提供必需营养物质。单用维生素 E 效果较慢，加上藕片即可为肌肤提供营养物质，迅速清除面部斑点。

藕片性凉，能通过外敷头面进入到穴位之中，通经络，直入大脑，不仅能改善更年期心烦，还可促进睡眠。

中年女性或者由于内分泌失调而长出雀斑的女性均可采用此法，虽然操作起来有些费时，不过为了美丽付出一点时间又有何不可呢？

收缩毛孔，《千金方》里有妙法

很多女性朋友自认为皮肤底子好，平时不怎么关心保养问题，可是随着年龄的增长，皮肤从原来的细腻变得粗糙，从原来的白皙变得暗沉，从原来的皮肤细致变得毛孔粗大，毛孔从 T 字区向脸颊处蔓延开来，就像针眼那样大，直到这个时候才担心起来。

毛孔粗大为皮肤衰老的预兆，会随着年龄的增长而变多、变大，血液循环也会变得越来越不顺畅，皮肤皮下组织脂肪层变得松弛，弹性大大降低，若不及时保养就会加速衰老，毛孔也就变得越来越大。

此外，皮肤清洁不当，其新陈代谢的过程也会受影响，角质层不能及时脱落，毛孔扩大。油性皮肤的女性最容易毛孔粗大，不过这并不是说毛孔粗大的女性就是油性皮肤。

抽烟喝酒、补水不足的女性均易出现毛孔粗大，肤色也会由于缺水而变得干燥、暗沉，这个时候当务之急就是通过补水来收缩毛孔，恢复肌肤往日的光泽。

那么究竟怎么做才能收缩毛孔呢？下面就来为大家介绍几种收缩毛孔的方法：

一、正确洗脸

洗脸的时候要用温水，之后再用冷水，冷热交替，重复洗几次脸，不但能收缩毛孔，还能促进皮肤血液循环。

二、正确护理

清洁肌肤之后，用化妆棉沾满化妆水，之后轻拍面部肌肤，千万不能用力，防止损伤皮肤，拍打之用手摸皮肤有滑腻感即可为肌肤补充足够的水分。

三、配合按摩

按摩方法 1：涂抹保湿面霜的时候，从面部额中到太阳穴，眉上方到太阳穴，眉下方到太阳穴，眼下方到太阳穴，颧骨到下颚，轮廓线到耳根、脖颈到锁骨，按照顺序按摩。

按摩方法 2 搓热手掌，用手掌画圈按摩两颊，动作要轻柔，重复按摩 10 次；指腹从下巴、鼻子至额头，按顺序用画螺旋方式轻轻按摩 3 次；利用指腹力度

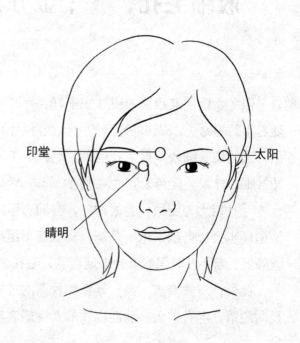

从下巴起轻轻推向两颊，刺激皮肤的同时还可活化肌肤；利用指腹从根头向眼尾部、轻轻外滑，进而缓解眼部疲劳，预防皱纹，重复此操作3次。

去死皮，用面膜代替磨砂膏

经常做周护理的女性对磨砂膏一定不陌生，它是一种能去角质的产品，能去掉皮肤最外层的死皮，露出里面嫩滑的肌肤。不过这种东西不能经常使用，否则会磨薄皮肤，破坏皮肤组织，诱发各种皮肤问题。

记得有一次，一位女士患了感冒，到诊所里来看病，她30岁出头，两个脸蛋通红通红，按说生活在城市之中红血丝不该这么严重的。拿药的时候和患者闲聊了几句，才知道原来她这个红脸蛋是经常用磨砂膏所致。

市面上销售的磨砂膏的确会对面部皮肤产生一些刺激，而且去死皮的强度过高肯定会伤及皮肤。

油性皮肤很容易产生死皮，脸总好像洗不干净一样，其实有一种面膜就能帮你轻松去死皮，而且不会对肌肤产生太多负面影响。

具体做法：在药房内抓100克杏仁，与3个去掉蛋黄的鲜鸡蛋一同打入榨汁机中，打成粥状，敷在脸上，1个小时之后清洗干净，每个月坚持用六七天就可以了。用过之后面部轻松、滑溜溜的，而且对皮肤没有伤害。不过这种方法也是不能天天用的，每个月用六七次就可以了。

孙思邈的《备急千金要方》之中提到，杏仁中富含维生素E、膳食纤维，里面的维生素E是天然的，能够促进皮肤代谢、抗老化，将杏仁霜制成面膜即可祛黄。

用鸡蛋清调杏仁为的是提升面膜的美容、去死皮之功，鸡蛋清中营养丰富，这些养分能够促进皮肤表面角质层新陈代谢，只有代谢的速度提上去了才能避免死皮的产生，让皮肤更加光洁细腻。每天晚上临睡前用此面膜涂面即可。

清洗脸的时候最好用淘米水，将脸部洗净后不用再涂抹其他化妆品。晚餐可以配合喝些小米粥，因为小米有养胃健脾之功，而脾好湿自无，面上的死皮和湿有关，养好脾，湿去，自然拥有好气色。

淘米水洗碗能够将油污清洗的干干净净，同样，用淘米水洗脸也是为了将脸清洗的干干净净，让油脂充分析出。通过中医养生之法，采用回归自然的方法助自己拥有自然好气色。

面部浮肿，教你祛肿之方

很多女性朋友都有这样的感觉，早上起床之后莫名其妙地脸肿成了个胖子，左拍又拍，左揉右揉，浮肿却怎么都不消。脸肿得像头猪，一天的好心情都受到了影响。

《千金方》之中有云："凡精极者，通主五脏六腑之病候也。若五脏六腑衰，则形体皆极，眼视而无明，齿焦而发落。身体重则肾水生，耳聋行步不正。凡阳邪害五脏，阴邪损六腑，阳实则从阴引阳，阴虚则从阳引阴，若阴病者主下，下则虚，虚则寒，体重则肾水生，耳聋行步不正……"

从中医的角度上说，阴虚的女性一般情况下肾虚，肢体就会变得冰冷，肾主水，则出现耳聋、走路不正等，一旦阴气侵入身体，在五脏中运行，就会表现出咳嗽、面部浮肿。由此可推断，面部浮肿和肾有着密切关系，面部浮肿不但会影响到容貌，还会影响身体健康，那么究竟是什么导致了面部浮肿呢？

一、生活不规律，压力大

生活、作息不规律，压力过大，淋巴系统功能就会降低，身体中积累大量的水分无法排出体外，身体便会浮肿，而面部浮肿最为严重。

二、经常熬夜

经常熬夜，睡眠得不到保证的女性朋友也容易面部浮肿。

既然得知了面部浮肿的原因，那究竟怎么做才能有效祛除浮肿呢?

一、按摩

1. 先在面部涂上润肤乳或精华素，之后手指尖轻轻按压在面部，至其在肌肤上全部吸收。

2. 沿着额头用打圈的方式按摩到眉头两侧，至感受到紧张感得到舒缓即可。

3. 从眼头按到眼尾，指尖轻轻按压，即可有效消除面部浮肿。

4. 最后沿法令至嘴角两边，通过打圈方式来按摩，能够减少皱纹的产生。

二、睡前少饮水

千万不要误以为少喝水就能防止面部浮肿，因为喝水不足会使身体吸收掉现存水分，使得身体细胞膨胀、水肿，因此多喝水能带走体内毒素，不过要记住一点，睡前应当少喝水。

三、适当喝浓茶

早餐之后喝上一杯浓茶，大概 30 ～ 60 分钟后即可缓解浮肿。

黑眼圈不用愁，按摩瘀色即可褪

如今，很多女性由于工作的原因而加班熬夜，或是和朋友玩个通宵达旦。等到第二天的时候只得带着"熊猫眼"出门，到公司或是见朋友时就会被问及："昨晚没睡好吧？"自己苦恼的同时还有些尴尬。

《千金方》之中有云："肾病其色黑，其气虚弱，吸吸少气，两耳苦聋，腰痛，时时失精，饮食减少，腰以下清，其脉沉滑而迟，此为可治。宜服内补散、建中汤、肾气丸、地黄煎。春当刺涌泉，秋刺复溜，冬邪在肾，则骨痛阴痹。阴痹者，抚之而不得，腹胀腰痛，大便难，肩背颈项强痛，时眩，取之涌泉、昆仑，视有血者尽取之。"

从中医的角度上说，黑眼圈为肾虚所致，肾是先天之本，内藏元阳和元阴，是水火的源头，阴阳的根本。肾主黑色，肾虚，其色则外现皮肤，肾虚又可以分成肾阴虚和肾阳虚两种，肾阴虚的女性可能会表现出腰痛、失眠、眩晕耳鸣、经少、心烦、崩漏、手足心热等；而肾阳虚女性会表现出怕冷、腰痛、眩晕、精神萎靡不振、不孕等。

那究竟怎么做才可以有效防治黑眼圈呢？

一、规律生活

无论因为什么原因晚回家，都应当尽量避免熬夜，同时戒掉烟酒，没事多运动，保持积极乐观的心态，切忌临睡前胡思乱想影响睡眠。

二、限量摄盐

不能摄入过多盐分。

三、补充维生素 A 和维生素 E

平时多吃些新鲜果蔬，进而补充维生素 A 和维生素 E，如花生、胡萝卜、猪肝、黑木耳等。

四、补充水分

平时多喝温开水，以补充身体所需水分。

五、敷眼法

1. 苹果敷眼

切两片苹果敷在眼上 15 分钟左右。能够促进眼部血液循环，消除黑眼圈。

2. 土豆片敷眼

将土豆刮掉皮后清洗干净，切成 2 毫米厚的片状，敷在眼上，大概 5 分钟左右，用清水清洗干净。

3. 红茶包敷眼

将泡过的茶叶滤干，放到冰箱内几分钟，取出敷眼。每天晚上临睡前用红茶包敷眼半小时左右，能够治疗后天性黑眼圈。

4. 冰块敷眼

用冰垫或冰冻毛巾敷眼，能够收缩眼周围血管，有助于眼周肌肤消肿，还能够抑制充血。

5. 酸奶敷眼法

用纱布蘸些酸奶，敷到眼周围，每次敷 10 分钟。

6. 热毛巾敷眼

热敷能够促进血液循环。将柔软的毛巾浸泡到温水中，拧干之后敷在眼周围，重复敷两三次。注意，水温不能太热，我们的眼睑很薄，太热会导致皮肤松弛、长皱纹。

六、按摩法

双手拇指轻轻按压眉毛内侧边缘凹陷处，也就是攒竹穴 3 秒钟，重复此动作 10 次；双手食指轻按太阳穴 3 秒，重复此动作 10 次；双手食指轻按眼角稍上方凹陷处，也就是睛明穴 3 秒，重复此动作 10 次。

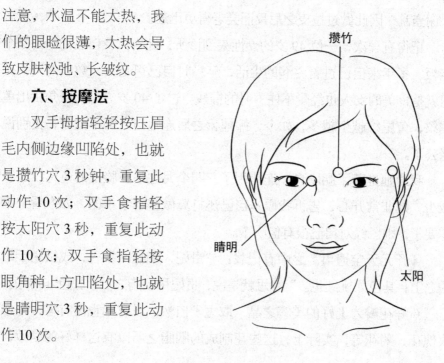

攒竹

睛明

太阳

鱼尾纹莫慌张，涂点玫瑰胭脂膏

一般情况下，女人过了 35 岁后就会长出鱼尾纹来。没有哪个女人不怕自己长鱼尾纹的，因为它是一个女人走向衰老的标志。有的女人甚至为了去掉鱼尾纹而做整形手术，手术费虽然昂贵，但是为了容颜永驻却只能下血本了。可就是这样，手术一年后鱼尾纹又找了上来，不仅如此，而且不能再做手术了。

其实，到医院整形，做拉皮，当时皮肤虽然可以物理性拉紧，看起来好像年轻了不少，实际上，手术后皮肤被拉紧会不适应，导致面部水肿，为一般性炎症反应。由于微创损伤了局部皮肤，周围皮肤毛细血管受损，代谢紊乱，因此做过拉皮之后反而会老得更迅速。

记得有一次，一位 49 岁的女性来到诊所，她告诉我自己的老公是个老板，多年来自己过着滋润的生活，年轻时自己可是数一数二的美女，可就是再美的女人也经受不住岁月的摧残。过了 40 岁之后，眼角生出鱼尾纹，鱼尾纹越生越多，如今，卸掉妆之后连她自己都不敢看，更别说老公了。

我给她推荐了胭脂膏，连续用了三四个月之后，脸上的鱼尾纹显著减少，她非常开心，告诉我原本自己还打算做整容手术的，如今看来不需要了，她已经对自己很有信心了。

《开元天宝遗事》之中有记载："贵妃，细腻而多香，或拭之于巾帕之上，其色如桃红也。"意思就是说，贵妃用胭脂之后，肤色非常好。

新鲜花瓣为上好的美容之品，取之于自然，没有毒也没有害，比如玫瑰花、菊花等，实际上，这些花制成的胭脂之所以有这样好的功效，主要取决于其中药药性。

玫瑰花有理气、活血散瘀之功，用在脸上能改善面部血液循环，促进面部血流畅通，畅通之后，皮肤就会变得红润、紧绷，鱼尾纹也跟着减少。而菊花是舒散风热、清热解毒之品，有甜味，性凉，泡点菊花茶喝可以清热泻火。用在美容方面是由于菊花内含黄酮、维生素 E 等成分，黄酮并非激素，不过却能调节体内激素水平，进而延缓衰老，黄酮还能改善人体血液循环。菊花内的维生素 E 为天然维生素 E，所以效果非常好。

古人制胭脂的花瓣都是新鲜的。现在我们的看到的玫瑰花瓣大都是药方内的干品，效果虽然不如新鲜的好，但久服效果也是非常不错的。

到药房内买来 30 克玫瑰花、30 克菊花，去掉里面的籽、核、花蕊中心部分，只留花瓣，将其加工成粉，与凡士林、适量生理盐水、加工细粉一同调和成膏状，记住是膏状，膏不能太稠也不能太稀，进而利于吸收，此即为调配好的胭脂，放到冰箱内两三天之后再拿出来用，将玫瑰花、菊花之药性充分浸出来。

每天晚上睡觉以前在外眼角两侧容易长出鱼尾纹处涂上薄薄一层，每次涂一两个小时，将胭脂膏去掉之后洗净脸。

可以在菊花和玫瑰花盛开的季节多采摘些新鲜花瓣，自制些胭脂膏放到冰箱中备用，不仅省钱，而且效果非常好。这种胭脂膏不仅有中医的药性，而且还含有能美容养颜、祛鱼尾纹、抗皱的成分。

其实我们完全可以不那么迷信化妆品，毕竟在古代根本没有这么多样式的化妆品，也出了那么多倾世美人。

草莓鼻真难看，土豆就能帮你消

很多女性朋友都在受酒渣鼻的困扰，酒渣鼻严重影响了女性朋友的面部美观，甚至有些女性朋友因为严重的酒渣鼻而被人嘲笑，可以说它影响了女性朋友的容貌和心理。

从中医的角度上说，人体一旦储存过量的油脂，油脂腺受到过分刺激，毛孔就会堵塞，变得粗大，经外界空气污染，进而产生黑头。尤其是经常化妆的女性朋友，一旦清洁不彻底，黑头就会大量滋生。

黑头属于开放性粉刺，容易出现在正值青春期的女孩儿身上，面部、前胸、后背上较多，主要特点为：明显扩大的毛孔中有个黑点，挤出之后如同白条，顶端发黑，黑头的出现主要为个人体质、环境因素所致。不仅是青春期，各个年龄阶段都有可能出现，一旦黑头存在，就会一直存在下去，想彻底将其清除非常困难。自然界中的任何事物都是不断循环的，黑头也是这样的，老化的黑头被清除之后，新黑头又会慢慢生出，必须经常去除才行。

处在青春期阶段的女孩儿面部油脂分泌旺盛，很容易出现草莓鼻，表面看起来就好像脸没洗净一样，影响了美观。而且，有时候酒渣鼻还预示着皮肤疾病，这个时候，应当调理好自身代谢，远离酒渣鼻的困扰。

下面就来为女性朋友们介绍一下常见的祛除酒渣鼻的方法：

一、拔除法

选择常见的拔出黑头的鼻贴，正确做法：先用热毛巾敷洗干净面部，让角质层软化，毛孔张开，至皮肤尚未干时将黏湿的鼻贴贴到鼻子上，等鼻贴干透、发硬的时候将其揭下来，这个时候你就会发现拔出了很多黑头。拔完黑头之后涂上一层能够收缩毛孔的爽肤水。

二、挤压去黑头

挤压虽然能够去黑头，可如果挤黑头的方法不当就会留疤，易诱发皮肤炎。正确的做法：先去角质，之后再敷化妆水软化角质，最后挤出黑头，这样能够将挤黑头处的皮肤的伤害降至最低。

三、深层清洁面膜

深层清洁面膜一般都能去黑头，因为深层清洁可以祛除老化角质层，让堵塞油脂粒可以迅速排出。如今，市场上销售很多具有深层清洁之功的活性炭、高岭土面膜，它们有吸附之功，能够将黑头从皮肤中吸附出来。

四、溶解法去黑头

如今有一种能够祛除黑头的导出液，经过涂抹可以让黑头软化，容易从毛孔内排出，不过使用时有些麻烦，按摩加洁面油也能够软化黑头，进而排出黑头。如果黑头较大，应该多加按摩至其软化，最终通过粉刺棒将其挤出。

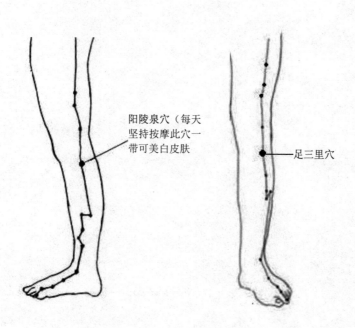

阳陵泉穴（每天坚持按摩此穴一带可美白皮肤

足三里穴

五、纯牛奶去黑头

每次洗完脸之后，在黑头密集的地方滴上几滴牛奶，用打圈的方式按搓 5 分钟，之后用清水清洗，连续 1 个星期之后就能看出效果。

六、鸡蛋壳内膜去黑头

将鸡蛋壳内膜小心地撕下来，贴到鼻子上，晾干之后撕下来。

七、珍珠粉去黑头

取适量珍珠粉放到盘子内，倒入少许清水调和成膏状，之后将调和好的珍珠粉均匀地涂到面部和黑头区域，通过按摩的方法涂至珍珠粉干，最后用清水将面部清洗干净。

八、穴位按摩去黑头

每天按摩小腿上的阳陵泉穴（小腿外侧，腓骨头前下方凹陷处）、足三里穴（外膝眼下 3 寸，距胫骨前嵴 1 横指，当胫骨前肌上）各 5～10 分钟，能够有效改善草莓鼻。

第六章

脏腑乃容颜之基，养好脏腑
向美丽蜕变

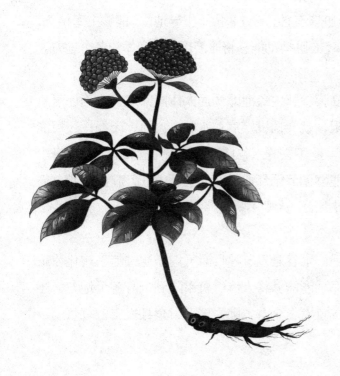

五脏健康状况，关乎着
女人的"面子"问题

《千金方》之中有云："凡百病不离五脏，五脏各有八十一种疾，冷热风气计成四百四病，事须识其相类，善以知之。"由此可见，疾病的产生与五脏之间有着密切关系。

在孙思邈看来，身体健康、精神饱满为身材匀称、皮肤有弹性的前提，因此他的美容方法皆由整体出发。人是个有机整体，颜面、头发、五官皆为整体之一，气血畅通、脏腑阴阳平衡，才能拥有美丽的容颜、乌黑发亮的头发，五官才会被濡养。先来为大家介绍一下五脏六腑的具体作用。

一、心脏

心主神明和血脉，五脏皆有神，不过心位于主导地位，能够主宰精气，人之血和静脉都由心主宰，心脏搏动能够将血液输送至身体的各个地方。

二、肝脏

肝主疏泄、藏血、筋膜。肝主疏泄即畅通人体内部气机，确保气息畅通无阻。一旦疏泄受阻，就会诱发疾病：水肿、瘀血、闭经，还可能导致肝气郁结，出现气郁，吃下去的水谷精微无法变为营养输送至全身。肝相当于血液的仓库，能够调节循环血量。而且肝主筋，肝血充盈，筋骨才能在肝血濡养下变得灵活，人则不易疲劳。

三、肺脏

肺主气，肃降和皮毛。水谷之气、呼吸清气均需通过肺来转化为正气输送到全身。肺之肃降功能能够将人体气机肃降到全身各个地方，还可将身体中的体液肃降、宣发至全身。肺主皮毛，全身表皮皆有气门，因此说皮毛由肺主管。

四、脾脏

脾主运化、升清、统血、肌肉。脾主运化，将人体吸收之物质、水运送至身体其他脏腑。脾之升清之功即将消化的精华物质输送至心、肺、七窍，通过心肺作用化成气血，进而营养全身。脾统血之功即具有较强的统摄之功，让血液于脉中运行，防止其溢出脉外，若统摄作用降低，则易引起血崩、尿血等症。脾主肌肉，肌肉所需营养要依靠水谷精微之供给，若脾胃不好，肌肉营养供应不足，就会变得瘦小。

五、肾脏

肾藏精，主纳气、骨生髓。肾藏精，把精气藏在肾内，促进其充盈，避免精气流失，会影响一个人的生殖能力。肾纳气之功利于保持呼吸深度，确保气体充分交换。肾主骨生髓，即肾掌管着骨头生长，可生骨、髓、脑，肾气强弱能够从头发表现出来。所以，一个人的头发光泽、疏密就能够反映出气肾气强弱。

六、六腑

六腑为胆、小肠、胃、大肠、膀胱、三焦。和五脏之藏不同，六腑泻而不藏，传化水谷，实而不能满，以通为用。胃腐熟水谷，主降浊和受纳；胆主疏泄胆汁和决断；小肠主泌别清浊；大肠主传道；膀胱贮尿排尿；三焦通调水道。六腑受纳腐熟水谷、传化精微、排泄糟粕，因此必须"以通为用"。

脏腑之调养对美丽来说非常重要，必须要综合调整，千万不能只顾一脏而忽视其他脏腑，必须养护好五脏六腑，进而达到阴阳平和。

心主神明，养心从养血入手

《千金方》之中有云："心主神。神者，五脏专精之本也。"神明指人之思维意识活动，因此有"神明出焉"的说法。后世医家认为心主血脉，可奉血于脑、出神明。

我们常常会听人说这样的话："费了我的心血。"从中医的角度上说，心和血有着密切关系，血之生成和五脏六腑间有着密切关系，为五脏六腑共同作用完成，而首要的是心。

心位于胸中，包护其外，同时和心系相连，为"君主之官"，主神明和血脉，和小肠相合，其华在面，其充在血脉，其气通于舌，开窍于耳，在液为汗。

"主明则下安"指心神可发挥神明主宰之功，十二官之功能才可协调统一。如果心无法发挥神明主宰之功，十二官则为所欲为，发生紊乱。

《内经》之中有云："心主血，为生之本……心充脉华面，在液为汗，开窍于耳及舌。"心主血有两方面含义：心主血脉，指心有推动血液在脉道内流通之能力，心得五脏元真之气充养即可主持血脉运行，从这里我们也能看出，心主血脉要依靠心对血脉之鼓动来实现。

另一方面，体内之精微物质到心脏会化为红色随血脉循行才成为血，因而说"心生血"。正因为心主血、心生血、心伴血，因此养心一定要从养血入手。

从中医的角度上说，一个人面色红润与否反映着气血充盈与否，心主血，心血充盈，人之颜面则红润、有光泽。因此，养心不但可以让人拥有健康的身体，还可让人容颜润泽。缓解人体压力为自我保健的重要内容。下面就来为女性朋友们介绍几种养护心脏的方法。

一、劳逸结合

我们应当注意劳逸结合，懂得在快节奏的生活中提升自己的心理承受能力，在各种事情中掌握心理平衡，科学地安排工作、学习和生活，合理地制定工作计划或目标，给自己留余地，不管工作怎么忙都要留出休息的时间，让紧绷的神经有放松的机会。

二、身心平衡

工作中利用好自己的身心功能，脑力与体力平衡，左脑与右脑平衡，大脑各神经中枢平衡，站、走要平衡；用眼和用耳要平衡等，这样才可让生理和心理功能之潜力充分发挥，利于身心健康，每个脑力劳动者都要根据自身工作特点，将保健和工作结合在一起。

三、及时排解不良情绪

心情不好的时候要想办法转移注意力或宣泄情绪，比如，找朋友聊天、逛街、看电影等。遭受委屈或不幸时，可以痛哭一场，让不良情绪得到宣泄、分流，这样心情自然会舒畅很多。

四、静心养生

心情不好时，找个安静的地方放松身体，双手放到膝盖上，深呼吸，紧闭双眼，让大脑安静下来。到户外散散步、吹吹风，这样心情就会舒畅很多。

若心理有危机而无法自行解脱，可以到心理咨询处进行治疗，以早日摆脱痛苦。

肝为女人之天，爱美就要守护肝脏健康

现代女性大都伏案工作，长时间伏案工作与书桌、电脑的距离过近、时间过久，眼睛易受损，下班之后回家仍然抱着电视机、电脑和手机看个不停，眼睛怎么可能不劳累呢？可是你知道吗，久视伤的不仅仅是眼睛，还包括肝。《千金方》之中有云："其读书、博弈等过度患目者，名曰肝劳。"

从中医的角度上说，肝主疏泄，畅通全身气机，调节人体之精、气、神、血、水正常运转。并且，肝藏血解毒，一旦肝之疏泄功能失常，人体就会气机不调、血行不畅，诱发肝火上亢、肝气郁结，导致机体中的毒素不能分解、排出，脸上长出痘痘、皮肤粗糙、面色灰暗等；反之，若肝脏气机调达，则面色红润，神清气爽。

肝脏为人体之排毒器官，胃肠道吸收的有毒物质均要通过肝脏解毒之后转化成无毒物质，之后经过胆汁和尿液排出体外。

但是如果久视，或者生活不规律，如吸烟饮酒、熬夜、动怒等，肝脏长时间超负荷工作，肝血未被净化或功能下降，则面色晦暗，长出斑来。

生活中，我们常常会看到一些上了年纪的女性手上、脸上长出老年斑，而有些老人即使到了七八十岁脸上也没什么斑，容易长斑的女性大都脾气暴躁，肝功能弱，解毒力弱，容易在皮肤薄、血液运行丰富之处生出斑。因此说肝主面，想拥有美丽的容颜，首先要养好肝脏。

不过现代女性过于迷信化妆品广告，每天只关注用什么牌子的化妆品，虽然每天保养，但保养的结果却并不怎么理想。有些化妆品甚至导致皮肤脱皮、瘙痒、红肿等。

当你的皮肤出现异常时，首先要考虑一下自己的肝是否健康、强壮。只有肝好，皮肤才能有光泽、无暗沉，女性想拥有不老容颜，首先要将养肝摆在首位。

应当经常疏肝气、清肝毒、降肝火、养肝血，进而畅通全身气机，身体不堵，脸上就不会长痘痘；清除肝毒，即可化解身体中的污染，身体中没有毒素，面则无暗沉；降肝火，就能够保持身体阴阳平衡；身体不焦，皮肤则滋润不燥；养肝血能滋养全身脏器，肝血充盈，肌肤才能富有弹性。

古代美女杨贵妃处于寂寞深宫之中，易心情抑郁，郁闷伤肝，肝不好，则脸上容易长斑，不过杨贵妃非常重视保养的过程，把自己的皮肤保养的非常好。杨贵妃每次在华清池沐浴时，会用玫瑰花铺池，时间一久，就生出凝脂肌肤，皇帝虽然有佳丽三千，却独爱杨贵妃。贵妃所用的玫瑰花有疏肝解郁、糅肝醒脾之功。并且，现代研究证明，玫瑰花能治疗黄褐斑，非常适合女性朋友应用，可泡茶、可洗澡。

很多女性虽然已经年过40，可却仍旧风韵十足，而有的女性虽然不足30岁，可却容颜憔悴，有衰老之相，这就是会保养肝血和不会保养肝血的区别。

女性处在 40 ～ 49 岁时，肝较虚弱，这段时间很容易长出色斑，此时应当重视疏肝理气、疏肝养颜，否则会加速衰老。

肝为女人之天，想拥有美丽的容颜必须守护肝脏的健康，让自己持久展现女人魅力！

肝火旺，刮痧即可帮女人泻肝火

刮痧为传统的自然疗法，以中医理论为基础，用牛角、玉石、火罐等在皮肤相关部位进行刮痧，进而疏通经络、活血化瘀。

记得有一次，一位三十出头的女士来到诊所，按说这个年纪应该还有些青春气息，可没想到我看到的是她一脸的疲惫之相，眉头不舒，面色暗黄。

后来聊了一会儿我才知道，虽然结婚才六七年，可夫妻感情却越来越淡，尤其是最近一段时间，两个人发生冲突的次数越来越多，就在前一阵子，她检查出自己患上了中度脂肪肝、乳腺增生，医生给她开了些护肝片和复合维生素 B，并且嘱咐她定期做复查。说话的时候我注意到她有个特点：一直在叹气。她一直在诉苦，说自己为这个家庭付出了多少，却得不到回报。

其实，给很多女患者看病的时候她们都会跟我说一些自己家里的私事，喋喋不休地诉一段时间的苦之后就会觉得舒服很多。

等她叙述完之后，我看了看她的诊断结果，又对她进行了一番观察和询问，她有些胖，面色发青，舌体呈青紫色。我问她肋下是否有胀满感，她说不仅觉得胀，而且受触摸的时候还有些痛，爱出气。

经过一番诊断之后，我给她开了个刮痧方，让她回家之后自己去刮痧，左右手分别拿个刮痧板，刮腋下两肋处，稍微用力，注意力度要均匀，每次刮 10 次以上，坚持隔天刮 1 次，之后再俯身刮双脚脚面。

晚上的维生素 B、护肝片应当在饭后 2 小时再吃，之后再刮痧。其实，我让她刮痧只是想让她开心一些，放宽心情。我对她进行了一番开导，告诉她要懂得理解别人，适当收敛自己的脾气，心态乐观、积极一些，这样才有助于疾病的痊愈。

那位女士回家之后便按照我教给她的方法刮痧，连续刮了 1 个月后，再来复诊之时已经开朗多了，而且，她还告诉我自己到医院检查发现乳腺肿块小了很多。气色也红润了不少。

其实，这位患者之所以出现上述症状：爱发脾气、乳腺增生、中度脂肪肝，问题主要出在肝，的确，爱生气、着急的女性朋友通常肝脏都不是太好，此即为中医上提到的肝气不舒、肝气郁结、经络不通。很多乳腺肿块患者的乳房肿块会随着心情好坏变大变小。

脂肪肝为脂肪在肝脏中过量蓄积所致，主要原因包括：肥胖、常食油腻、不运动、喜烟酒、不良生活习惯等，这些均会影响肝脏代谢，中医治疗脂肪肝时首先会疏肝理气，之后活血化瘀。

服用中药治肝病可疏肝理气，加维生素 B 可辅助治疗，为肝脏提供营养，助肝脏排毒。之所以刮腋下，主要是因为两肋胁处为肝区，通过此法能疏肝理气、解除两肋胀满疼痛，刮两肋时，会感受到胀满消失，也没那么疼了，嘴不苦了，不会一天到晚唉声叹气了。

刮脚面也非常重要，在我们的脚面有肝经上的重要穴位，从脚尖至前小腿依次为行间穴、太冲穴、中封穴，这三个穴位均可疏肝理气，心情不好时用刮痧板刮刮这三个穴位，见效迅速。

不过这些都是药物疗法和物理疗法，重要的还是自我调节：切忌

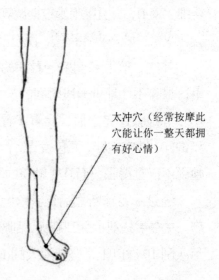

太冲穴（经常按摩此穴能让你一整天都拥有好心情）

急躁，也不能怨天尤人，改掉不良的生活习惯，戒烟限酒，少食油腻，适当运动，早睡早起。

受胁痛困扰，找老药方帮忙

胁痛是一种以胁肋部疼痛为主要表现的肝胆病证。胁，即侧胸部，是腋以下至第十二肋骨处的统称。

现代医学人为，急性肝炎、慢性肝炎、肝硬化、肝寄生虫病、肝癌、急性胆囊炎、慢性胆囊炎、胆结石、慢性胰腺炎、肋间神经痛等均可能诱发胁痛。

从中医的角度上说，此病多为肝气郁结、气滞血瘀所致，可通过疏肝理气、行气止痛来治疗此病。

胁痛病证有虚有实，多见实证，以气滞、血瘀、湿热为主，在三者之中以气滞为先。虚证多属阴虚亏损，肝失所养。实证时间太久会化热伤阴，导致肝肾阴虚，也会表现出虚实并见。

胁痛时，胀痛多属气郁，疼痛游走不定；刺痛多属血瘀，痛有定处；隐痛多属阴虚，疼痛绵绵；湿热胁痛，多剧烈疼痛，而且伴随着口苦苔黄。治疗时，实证从理气、化瘀、清热、利湿着手，虚证从滋阴柔肝入手，适当加入理气药物，进而疏理肝气，提高疗效。

下面就来为女性朋友们推荐 2 个《千金方》中记载的可治疗胁痛的方剂：

一、茯苓橘皮汤

组方：橘皮、茯苓、泽泻各 9 克，白芍药、白术各 12 克，人参、肉桂各 9 克，石膏 24 克，半夏 18 克，桑白皮、生姜各 30 克。

做法：将上述药材择洗干净后研细，放到锅内，倒入适量清水，浸泡一会儿，煎汁饮服，每天 1 剂。

功效：此方有清热泻肝、行气止痛之功，适合胁肋疼痛、胸腹胀满等症。

二、石膏竹叶汤

组方：石膏 60 克，生地黄汁、蜂蜜各 100 毫升，竹叶 30 克。

做法：将上述药材择洗干净后研细，先用竹叶煎汁，之后纳入石膏同煎，过滤去渣，纳入生地黄汁、蜂蜜煎沸即可。分次饮服，每天 1 剂。

功效：此方有清热生津、养阴止痛之功，能够治疗胁痛、灼热胀满、目赤、口唇干裂等症。

泡杯郁金水，养肝还养性

女人天生敏感，常常怀疑这个、担心那个，因小事乱发脾气，而处在特殊时期的女性这些表现就更明显了。

记得有一次，一个朋友来诊所看病，只见她呆呆地坐在椅子上，两眼无神，眼圈还有些红。我问她哪里不舒服，她指了指胸口，说了句："心里。"我平静地冲着她笑了一下，给她倒了杯温开水，让她将心中的不快说给我听。

朋友当时已经 35 岁，和老公很是恩爱，虽然结婚已经七八年，但是夫妻之间的感情不减当年，由于夫妻俩工作都比较忙，所以孩子从小就放在公婆那边养着，如今孩子已经 7 岁，却看到她就躲得远远的，和她一点都不亲，她觉得一定是公公婆婆在背后说她的不是了。白天要上班，晚上还要胡思乱想，因为这件事，自己和老公的关系也变得紧张起来。就在今天早上，她去接孩子回家，谁知孩子却哭着闹着不肯回家，她气急之下说道："再不跟妈妈回家妈妈就生气了，以后都不来接你！"孩子却犟嘴道："不来就不来！"当时她只觉心里一阵阵委屈，眼泪啪啪地就掉下来了。

朋友的心如同打翻的五味杂瓶，非常不是滋味，我看着她哭红的眼圈也觉得心酸，做母亲的，不能亲近自己的孩子是何等的难过啊。

朋友还告诉我，自己最近常常肝区疼痛，经过检查后发现肝倒是没什么事，不过却患上了胆囊炎，觉得口苦，医生给她开了些消炎药和消炎利胆片，虽然有效，不过每次生气之后还会犯这个毛病。

我让朋友张开嘴，发现她的舌尖红、舌体青，舌下毛细血管青紫严重，再加上她说自己常口苦，的确有必要用药。

我想了想，突然想到一个简单而有效的方法——郁金香泡水。郁金香对肝、胆均有益处，而且无毒副作用，可常喝。不过我嘱咐朋友，想要根治此病，她必须要调整好自己的情绪，平时多关心关心孩子，不要总是忙着工作，还是要抽出时间陪孩子。

回去之后，朋友一改往日的态度，周末、节假日都会陪孩子去他喜欢的地方玩耍，平时跟孩子说话也是慢声细语地讲道理，闲暇之余喝上一杯郁金香水。每次取五六克郁金香即可，用开水泡饮。几个月之后，朋友打电话来告诉我，自己的胆囊炎再也没有发作过，现在舌体从发青变成红润，说明瘀已祛，肝安康，能缓解肋部胀满、疼痛。舌尖红，说明心火旺盛，郁金香可清心火、凉血。

郁金香能辅助治疗胆囊炎，因为它利胆，促进胆汁排泄、分泌，抑制胆中微生物，郁金香能有效治疗胆囊炎引发的胆道不利。但是要注意，备孕期女性不宜常喝郁金香茶。

少生气不但利于身体健康，而且有一定的预防疾病发生的功效。爱生气的女性身体状况一般也不是很好，不但容易导致肝病和乳腺病，还会使得肝之疏泄功能失常，进而出现月经失调、内分泌失调、痛经等妇科病。

最后还是提醒女性朋友们注意，一定要懂得自我调节，心态要平和，忍不住想发火的时候为自己沏上一杯郁金香茶，进而和解、疏散肝内郁气。

补益肝肾，秀发则荣

很多女性，尤其是长发的女性都有这样的体会，梳头时常常一把把掉头发，头顶的头发越来越稀少，不仅不美，而且身体健康也受到了威胁。如今，我们所吃的调味品种大都添加了化学成分，长时间食用会导致脱发，还会威胁身体健康。

其实，脱发最主要的诱因是肝肾出了问题，导致头发稀少、脱发。从中医的角度上说，一个人头发之好坏和肾脏有着直接联系。因此，想拥有一头秀发，应当先养好肝肾。

《千金方》之中有云："肝藏血，发为血之余；肾藏精，其荣在发，肝肾亏虚，气血不足，头发失荣则脱落。"这句话的意思就是说，头发要依靠血液之濡养，肾脏旺盛会在头发上表现出来，不过一旦人体气血不足，便会导致营养缺乏，因此养发首先养护肝肾。

肝肾功能正常的女性通常气血充足，头发浓密，不容易脱发。反之，肾脏虚弱的女性朋友大都肾气缺乏，头发稀少，易脱落，此时应当注意调养肝肾。

那么究竟怎么做才能养肾补肝呢？下面就来为女性朋友们介绍几种简单的养肾补肝之法：

一、少食辛辣

平时少吃辛辣食物，因为辛辣食物容易导致消化道内生湿化热，湿热夹杂，肝胆气机则失调，导致消化功能变弱。

二、药膳调养

1. 羊肉萝卜汤

材料：羊肉，胡萝卜，洋葱，姜，葱，盐。

做法：取适量羊肉清洗干净，放到沸水锅中，水沸后继续煮 3 ～ 5 分钟，至看不到血丝；胡萝卜、洋葱清洗干净后切成滚刀块状；将出锅水的羊肉、胡萝卜、洋葱、姜片、盐放到锅内，倒入适量清水，水要没过萝卜，盖好锅盖至熟，撒上适量葱花即可。

功效：温补肝肾。

2. 蒸拌肝肾

材料：猪肾，猪肝，姜，葱，红辣椒，香油，料酒，花生油。

做法：将猪肾清洗干净之后对半切开，切净白筋，斜着切成白色的片状；猪肝清洗干净之后切成厚片；把切好的猪肾、猪肝放到清水之中浸泡 1 小时，换 2 ～ 3 次水，浸泡至猪肝、猪肾无血色即可，取出，放到盆内，调入姜汁、料酒、花生油腌好，放到锅内蒸熟，撒些葱花、姜丝，最后将汤水放到锅内煮沸，将猪肝和猪肾放到锅中焯水，捞出，放入盘内，淋上香油，撒上胡椒粉、红辣椒粒，搅拌均匀即可。

功效：养肝补肾。

三、避免过劳

过度疲劳会危害到肾脏健康，所以，无论工作多忙，也应当注意自己的身体健康，合理安排时间休息。

四、戒烟限酒

烟内含多种有害物质，会伤及肝功能，肝细胞的再生与修复过程都会受影响；酒也会危害肝脏健康。

肾虚，就找杞菊地黄丸、蒲公英

肾虚不仅仅是男人的事，女人也同样会肾虚，尤其是 45 ～ 55 岁的女性。记得有一次，一位 49 岁的女性朋友来到诊所，一进门，当我看到她的眼睛时，我便觉得她患有肾虚引发的腰痛病。为什么呢？我们都看过孩子的眼睛，中国小孩的眼睛显著的黑亮，实际上，这表示孩子肾精充足。小孩的先天之气源于父母，未经过后天损耗，自然充足，瞳孔为肾精聚集之处。而上了年纪的女性由于肾精亏损而视物模糊，瞳孔也不那么黑了，而是呈黄褐色。

果然，她告诉我自己腰痛，肾刚好位于腰部脊柱两侧，肾精缺乏，肾阴虚严重，觉得腰部脊柱两侧空痛，"空"即虚，"虚"即肾精不足，肾藏精，如同仓库一般，肾精不足，工作、视物、房事等需要肾精的过程才能顺利进行。否则，身体透支就会迅速衰老，人老珠黄。

那位患者说自己之前去看过医生，也知道自己是肾虚，服用了一段时间的六味地黄丸，虽然腰酸好了不少，不过仍然视物模糊，并且当时正值秋季，服药的那段时间常常上火，眼球巩膜处布满血丝，眼睑似乎进了东西一样有些难受。我看到她的舌尖通红，很明显就是服用六味地黄丸导致的上火，我让她改服杞菊地黄丸，配合喝蒲公英汤。

蒲公英随处可见，到公园采一把回来清洗干净，根、茎、叶、花一同清洗干净，每次取200克煎汁2大碗，一碗内服，一碗熏洗眼睛，连用两三天后那位患者的眼睛就好多了。可以到药店买来干的蒲公英100克煎汤，效果与鲜蒲公英相似。杞菊地黄丸最少服用一个月，蒲公英每星期用2次就可以了。

杞菊地黄丸多加了味能够清头面风热的菊花，补肾的同时还可避免上火，夏季常喝菊花茶即可清热泻火，菊花药性为向上行，擅长清头面和五官中的火，如火眼、眼屎等。

蒲公英是清热解毒之品，鲜品、全草效果最佳，瞳孔发黄、肾虚的女性通常容易闹眼病，因为肾属水，而心属火，水火本该互济，可若是肾虚、肾精亏损，水火则无法互济，导致心火过旺，上行至头面，甚至导致火眼。蒲公英可助肾水清心火，进而治疗眼部疾病。

如今，很多老年女性都患上了眼结膜和巩结膜炎症，不过我很少给她们开消炎眼药水，而是给她们开些蒲公英内服外用，效果非常不错。

女人肾虚，当心流产

提起肾虚一词，绝大多数人会想到男性，再提起人们熟知的六味地黄丸，想到的仍然是男性，这是怎么回事？难道只有男性会肾虚吗？不然，女性更容易肾虚。

男人肾虚可能是性生活过度而致，主要表现就是腰酸，而女人肾虚可就不仅仅是腰酸了，还会导致月经病、带下病、宫寒、不孕、流产等，比男性肾虚更复杂、更严重，由此可见，女人也是需要补肾的。

从生理学角度上说，女人比男人更容易肾虚，因为女人比男人多一个阴道。肾藏精，在下体主要是闭藏，精气得以闭藏、储存，才可精足体健，防止疾病的发生，女性的尿道短，阴道也短，而且每个月都会来月经，即使不来月经也会有带下分泌，也就是说，作为肾的第一道防线来说不易守住，也正是因此，带下病、月经不调、泌尿系统感染等成了女性多发病和常见病。

女性容易肾虚还体现在两方面：生理上，女性每个月都会排一次卵，精力旺盛的男性可以每星期频繁射精；女性进入更年期之后，卵巢功能会衰退，丧失生育能力，男性即使过了60岁也照样能射精，拥有生育能力。

曾经有位女士来诊所看病，一进门，我就看到她一手撑着后腰，一手捂着肚子，她告诉我，自己最近白带很多，腰部酸痛，夜尿增多，神疲乏力等，经过望闻问切的诊断之后，我断定她这是肾虚。

后来还有位女士在老公的陪同下过来看病，眼圈红肿，她说自己两个月前怀孕了，可就在前几天，突然阴道流血，到医院一查，说是先兆性流产，让她注射黄体酮，服用保胎药，后来经人介绍找到我，我问她腰部酸痛吗？她点了点头。而且，她还告诉我自己常常有尿不尽的感觉。

多数健康女性怀孕前几个月精神头都是很足的，因为早期胚胎发育时肾精发挥着很大作用。而那位女士虽然刚刚怀孕一个多月，却精神状态不佳，舌苔淡，脉无力，很明显是肾虚。肾气虚，胎元不固，则容易习惯性流产。

黄体酮可以保胎，而六味地黄丸却能强肾气、固胎元，可以中西结合，注射黄体酮的同时服用六味地黄丸，按照我的嘱咐，那位孕妇回家调养，八个月之后，顺利产子。

提起性，人们首先想到的也是男性，总认为男性的性需求比女性强，然而事实并非如此，女性性需求差说明是性冷淡，夫妻生活不协调的同时患上了不孕症，这个时候也应当考虑自己是不是肾虚，到中医门诊确诊自己是肾阴虚还是肾阳虚之后对症治疗。

肾虚的女性就连哺乳都成问题，对于婴儿来说，最好的食物莫过于母乳，一旦肾虚，乳汁就会变少，甚至没有乳汁。所以，女性朋友们一定要重视自己的肾脏，及时发现它的异常。

脾胃健康，气血充足唇色健

丰满红润的双唇是每个女人想要拥有的，一点口绛唇能够展现出女人的妩媚。如果一个女人的唇部肌肤脱皮、粗糙，并且唇色暗沉，容貌将会大打折扣。

《千金方》之中有云："口唇者，脾之官，脾气通于口，口和则能别五味矣，故云口为成，舌唇为己，循环中宫，上出颐颊，次候于唇，下回脾中。荣华于舌，外主肉，内主味。"

脾主肌肉，若脾气键运，则肌肉充足、有营养，口唇红润而有光泽；脾气失运，则无法正常运化水谷精微，特别是慢性消化不良的女性，口唇大都萎黄无光泽。细软、润泽的唇不但能够展现女性的性感，还反映着女性脾脏的健康。唇色能够直接反映身体健康状况。

那么，究竟怎么做才能保养好我们的双唇呢？

一、晚餐吃素

对于女人来说，气血是非常重要的，而最好的疗法是运动，选择合理的素食调养身体，晚餐尽量少吃肉类，以及太过油腻的食物。

二、不能偏食

想要拥有水润的双唇，偏食是不可取的，必须营养均衡、全面，选择油脂含量多、柔和的唇膏，内外兼护。多吃些水分含量充足的食物，如新鲜水果、粥汤类。处在贫血状态的女性应当吃些新鲜果蔬、动物肝脏、黑芝麻等。

三、按摩护唇

晚上刷过牙后用手指按摩嘴唇周围，能够促进血液循环，防止肌肉松弛。

四、唇部清理

唇部的翘皮和角质可通过热敷将其祛除，也可以用热蒸汽来祛除。

五、蜂蜜保湿

蜂蜜中含天然保湿成分，嘴唇干燥时可以在嘴唇和唇周围皮肤涂些蜂蜜，之后轻拍，加速吸收。

六、涂凡士林

可以在臀部涂些凡士林或保湿精华液、保湿化妆水、眼霜等。也可以涂抹些含柑橘精华和金盏草的润唇膏，能够缓解双唇干裂。

健脾祛湿，做个清爽的女人

部分女性反映，自己的头一天到晚昏昏沉沉的，一般情况下，听到患者这么说时我会让她张开嘴，看看她的舌头，判断她是不是体内有"湿"。

体内有"湿"的女性通常舌苔白而厚，胃口不佳，大便不畅且黏腻不爽，白带增多。那么身体中的"湿"从哪儿来呢？有的女性朋友喜欢光着脚淌水，在水温较低的海水中游泳，长时间在潮湿的环境中居住，喜欢吃肥肉，喜欢吃生冷食物等，都容易被湿邪侵犯。湿邪侵犯脾胃，就会没有胃口，中医称其为"呆纳"，呆纳的女性身体湿气较重，通常舌苔厚腻。

想要诊断自己身体是否有"湿热"的女性出门以前千万不要用牙刷刷舌苔，否则医生看舌苔的时候很难确诊。而且，脾胃中有湿气引发的舌苔厚重并非今天刷掉明天就消失了，而是明天还会再长出来。等到脾胃之湿消除之后，舌苔自然会消下去。

在湿性的驱使之下，阴位很容易受侵袭，因为水湿是向下渗的，由人体中渗入二阴，即前阴和后阴，前阴即女性的阴道，有湿时会白带异常，即增多，而且有异味，湿重带多、腥臭味浓。此外，还会导致小便湿重，即泌尿系统感染，表现出小便浑浊、尿不净等。

后阴即肛门，正常情况下，一天排一次或两次大便，而且大便呈条状，很容易解下，而伤湿的女性却不是这样，解大便时间较久，而且大便不成形、不痛快，总感觉不干净，其实这就是湿导致的。

最开始提到的脑袋昏沉也为湿所致，主要表现为头重、腿沉，开始以为是劳累所致，但是休息一段时间之后症状却并未减轻。

既然了解了如何判断自己的身体内是否有湿，以及湿对身体产生的伤害，那要怎么防湿、祛湿呢？

经常通风换气，擦地之后必须通风，否则屋内的空气会非常湿，尽量避免光脚淌水或游泳，少喝冷饮，少食肥腻食物和高糖食物等，即可有效防止湿气伤身。

若舌苔厚腻、大便不爽、小便浑浊、白带增多，可以吃些薏米健脾利湿，中药茯苓、白术也能够健脾利湿，冬瓜皮、黄连等均可利湿。味道容易被接受的可以熬粥食用，味道不能被接受的可以制成丸剂、胶囊等。

胃部健康，就能"吃"出美丽

生活中，很多女性朋友为了拥有好身材、足够瘦，这也不吃那也不吃，最后患上了厌食症，身材好坏算不上，最多算得上是暴瘦，而且肌肤也随着脂肪的流失变得黯淡无光。

真正的美女有着圆润的肌肉，润泽的肌肤，也只有这样才能越来越美。而好胃口是润泽光滑肌肤的前提。

《黄帝内经·灵枢·五味篇》中有云："胃者五脏六腑之海也，水谷皆入于胃，五脏六腑，皆禀气于胃。"《黄帝内经·灵枢·营卫生会》中也说："人受气于谷，谷入于胃，以传与肺，五脏六腑，皆以受气。其清者为营，浊者为卫，营在脉中，卫在脉外，营周不休，五十而复大会。"唐代著名医学家孙思邈在《千金方》中提到，春天饮食要"省酸增甘，以养脾气"。从这些中医理论之中我们不难看出，早在古代就已经指出胃部保养的重要性及方法。

从中医的角度上说，胃为"水谷之海"，人吃下去的食物进入到胃内，胃会将其中的精华输送至脾，其气向上可滋养肺部，肺气向上运行，让水谷精气滋养全身，此即为清气上升，胃内的清气又要化生为气血，进而滋养心肝。胃内吸收的精气需要经过脾之化生补充肾中精气不足，即补充元气。最终，胃将糟粕物质向下排，此即为浊气下降。正是因为有胃的作用，人体才可随时补充能量，五脏才可正常运行。由此我们也能看出胃在人体中是多么重要，保养胃气为人体治病防病的关键步骤。

那么应该如何保养胃气呢？顺应四时之气，规律起居，避开寒热，节制饮食，避免大喜大怒，安宁神志等。如果做不到这些，胃气就会受损，人体所需能量物质得不到充分的供应，脏腑无法正常运行，进而诱发疾病的生出，美丽大打折扣。

下面就来为胃气不足的女性朋友们介绍几种简单的补足胃气的方法：

一、药膳药方

1. 人参养胃汤

组方：半夏、厚朴、苍术各 20 克，藿香叶、草果仁、人参各 15 克，炙甘草 10 克，生姜 7 片，乌梅 1 个。

做法：将所有药材放入锅中，倒入适量清水，煎半小时左右后热服即可。

功效：燥湿和胃、解表化浊，能治疗脾胃虚弱、胃气不舒、胸闷腹胀、不思饮食。

2. 猪肚汤

材料：猪肚 1 只，生姜 250 克。

做法：将猪肚清洗干净，塞入切碎的生姜，结扎好之后放到瓦锅中，倒入适量清水，开小火煮至熟烂，让姜汁渗透至猪肚内即可。

功效：此汤非常适合秋季服用，有温胃散寒、营养补虚之功，适合老年脾胃虚寒、十二指肠溃疡症。

3. 猴头养胃汤

材料：猴头菇 300 克，黄芪 50 克，砂仁 10 克，猪肚 1 个，生姜、盐、胡椒粉、黄酒、味精各适量。

做法：将上述食材、配料一同放到锅内，倒入适量清水慢炖 1 小时即可。

功效：健脾养胃，非常适合脾胃虚弱的女性食用。

二、养胃按摩

1. 揉腹

睡觉以前，清晨起床时在床上躺好，一只手绕着肚脐按摩 30 次，换成另外一只手按摩 30 次。

2. 点按法

用食指、中指和无名指一同在腹部缓慢向下按，之后慢慢抬起，重复此操作 5 次，顺序为自上而下。

三、养胃运动

运动方法 1：仰卧，自然转动身体，先双膝屈曲左右转动，之后肩背左右滚动；缓慢地做仰卧起坐，加强腹肌锻炼。整个运动的过程中配合腹式呼吸，运动之后按摩脊椎两旁和腹部。

运动方法 2：仰卧，双腿弯曲，分开和肩同宽，双臂伸直，吸气的时候挺腹，呼气的时候收腹，重复此操作 3 ~ 6 次；仰卧，双腿伸直，双臂贴着躯干，吸气的时候收腹，弯曲双膝，向两侧伸展双臂，呼气的时候伸直双腿，同时并拢双肩，最后把双臂贴在躯干上，重复此操作 6 ~ 8 次；仰卧，双手交叉，双腿伸直，腰尽量向左侧伸展，右腿移至左边，转动臀部，背不能离开垫子，重复此操作 5 ~ 8 次；手掌撑地，双手与两膝、肩同宽，吸气的时候挺腹，呼气的时候收腹，重复此操作 3 ~ 6 次；原地高抬两膝运动、任意甩手动作；双腿分开，双臂垂直，上半身交替向两侧倾斜下去，重复此操作 6 ~ 10 次。

肺部健康，肌肤才得润泽

从中医的角度上说，肺气充盛则气、血、津液充足、畅通，皮肤毛发才能得到肺之精气的充分濡养，变得润泽，头发变得乌黑而有光泽，人体抗病能力随之增强。

《千金方》之中有云："肺应皮，皮厚者，大肠厚，皮薄者，大肠薄。"由此我们不难看出，肺和大肠互为表里。

从中医的角度上说，通过肺之宣降排毒为美容之佳法，驱除身体毒素的方法主要包括三种：排汗、大便、小便。肺主皮毛，调节人体排汗，通调水道，可以让毒素通过汗液排出体外，肺和大肠互为表里，肺之肃降可以让毒素由大便排出。从这里我们不难推断出肺对于排毒养颜来说有多重要。宣肺、肃降的美容价值不容忽视。一旦肺功能失常，就会长出痘痘，排便过程变得不顺畅。

既然肺和美容养颜之间有着这么紧密的关系，那么我们应该如何来养肺呢？

一、情志养肺

中医认为"肺在志为忧，忧伤肺"，所以，我们应当抛开忧愁，用喜来化解忧愁，稳定自己的情绪，最好能保持精神的愉悦。

二、食补养肺

1. 鲜人参燕窝粥

材料：鲜人参 15 克，燕窝 15 克，粳米 100 克。

做法：将燕窝放到温开水中浸泡 6 小时，鲜人参切成片状，和清洗干净的粳米一同放入锅中，倒入适量清水熬煮成粥，最后放入燕窝同服。

功效：补中益气、补肺养颜。能够改善肺气虚、神疲乏力、失眠健忘、颜面无华等。

2. 莲子百合粥

材料：水发莲子 100 克，鲜百合 100 克，白糖 30 克。

做法：将莲子、百合放到沸水锅中煮熟，捞出，碗底中间放些莲子，百合放到莲子四周，再将剩余莲子装到碗中，撒些白糖、少许清水，蒸几分钟后翻扣于另个碗内，余下的白糖调成水浇到碗中即可。

功效：补肺健肺，养颜美容。

三、揉鼻健肺

鼻子是呼吸的门户，也是肺之窍，鼻部疾患和肺有着密切关系，经常对鼻部穴位进行按摩可以宣通肺窍，畅通气道。

揉鼻下：用中指或食指指腹按摩鼻子下部的人中穴（人中沟上 1/3 和下 2/3 交界处），沿着顺时针的方向按摩 60 次，之后再沿着逆时针的方向按摩 60 次，之后向深部点按 20 次。按摩人中穴能提升人体呼吸功能。

捏鼻尖：用食指和拇指捏住鼻尖，按揉鼻部至产生热麻、呼吸畅通即可。这种按摩方法能泄热升阳，利于酒渣鼻康复。

擦鼻：把双手中指指腹放到鼻子两侧，沿下方鼻翼反复摩擦，重复此操作 18 次，冬季可做 38 次。

四、健肺运动

抱膝压胸：端坐，呼气的时候抬起左侧下肢，双手抱住小腿，向胸部挤压，吸气的时候回归原位，两侧交替操作。

转体压胸：吸气的时候，上半身缓缓向后方转动，右臂侧平举，向后伸展；呼气的时候，左手平放在右侧胸前，左右推动胸部，之后反方向重复上述操作。

扩胸运动：吸气的时候伸展双臂，呼气的时候回归原位。

胆健康，消灭美丽的"天敌"

《千金方》之中形容胆脏为"清净之腑"，主要因为胆分泌出的胆汁为一种清净、味苦、黄绿色的液体。《难经·四十二难》之中提到，胆内"盛精汁三合"，说的就是胆有贮存胆汁之功，胆汁为肝之精气化生而得。

在形容一个人是否勇敢时，我们常常会用到"胆"这个词，比如"你有胆吗？""你胆子大吗？"等，有胆量的人通常行事果断，易成功，看起来气血旺盛，没有胆量的人让人觉得非常虚弱。胆功能较差的人常常会出现黄疸、皮疹，皮肤粗糙，胆对于美丽来说非常重要，养护好胆，也就是在为美丽打基础。

人体其他脏腑都要依靠胆经来生发，胆为人体各个脏腑之枢纽，只有这个枢纽灵活，才能确保全身灵活，进而养颜健美。

那么我们要如何来养护胆呢？下面就来为女性朋友们介绍几种具体

的养胆之法：

一、多喝水

多喝水可以稀释胆汁，让胆汁不容易形成胆结石，还可在胆石刚开始形成时将其冲刷到胃肠道，进而排出体外，避免胆结石的出现。

二、按时进餐

人体有自己的生物钟，因此要按时进餐，做到餐与餐之间不吃零食，以免胆囊不断受刺激，增加胆囊收缩、胆汁分泌。

三、清淡饮食

少吃或不吃油炸食品、肉汤等。

四、吃易消化食物

易消化的食物可以减轻胆囊等消化器官负担，易消化的食物包括菠菜、小白菜、面食等。吃易消化的食物可以避免过度紧缩、胆汁分泌过量。

五、避免过饱

饮食太饱会让胆囊过度收缩，让胆汁分泌量变多，进而增加胆囊负担。

六、春季养胆

从中医的角度上说，肝对应着春季，肝胆互为表里，肝之疏泄功能正常，胆才可充盈，因此春季最宜养胆。

七、心情愉悦

肝胆主管人体情绪、心情，心情舒畅，肝胆功能才得以正常发挥。没事可以听听舒缓、优美的音乐，这样即可充分发挥肝胆功能。

八、拍打功

肝胆都位于右胁下，中医有云："左肝右胆。"因此，拍打功的方法即拍打左右两侧胁部。每天早晚分别用手掌稍微用力拍打两侧胁下各30次，畅通肝胆气机。

九、别吃火锅

很多女性朋友都喜欢吃火锅，不过火锅汤底油腻，而且吃火锅的时候会吃大量肉类、动物内脏等。火锅虽然好吃，不过并非适合所有人食用，也不能每天都吃，特别是慢性胆囊炎患者或胆囊结石患者，尽量少吃或不吃。如果实在想吃，也尽量少吃肉类，应当以蔬菜为主。

大小肠健康，排出毒素一身轻松

《备急千金药方》之中有云："小肠腑者主心也，舌是其候也。心合于小肠。小肠者受盛之腑也……"又云："大肠者，为行道传泻之腑也……"而《内经》之中有云："肠常清，人长寿；肠无渣，人无病。"由此我们不难看出，小肠主接受胃腑下传的食糜，而大肠主将糟粕排出体外，大小肠清，则身体无病。

很多女性所患的疾病，如贫血、痛经、失眠、神经衰弱等均为体内毒素积累过多所致。导致人体中毒素积累过多的主要因素就是不良的生活方式和饮食习惯，摄入大量味美却不健康的垃圾食品，导致体内毒素越积越多，而又不能排出，生出病来。

古人早就认识到胃肠干净、排便畅通对于健康和美丽的重要性，作为生活在现代这个高污染、高节奏社会中的女性来说更应该重视此类问题。下面就来为女性朋友们介绍几种切实可行的保养大小肠的方法：

一、药膳润肠

1. 双笋汤

材料：竹笋1根，竹荪6根，鲜香菇4朵，枸杞10克，嫩姜1小块，豆苗20克，盐、胡椒粉各适量。

做法：将竹荪清洗干净后切成段状，煮熟、去壳，切成薄片；香菇切成片状；姜清洗干净后切成片状备用；锅内倒入1000毫升水，水沸开后放入竹笋、竹荪、鲜香菇、枸杞、嫩姜，煮10分钟左右后放入豆苗、盐、胡椒粉，继续煮至全熟即可。

功效：生津润燥，滋阴补肺，有非常不错的清肠排毒之功，可促进肠胃蠕动、降脂降压。

2. 猪血番茄木耳汤

材料：猪血100克，番茄1个，黑木耳25克，清油15克，高汤、葱花、蒜末、料酒、鸡精、盐、醋各适量。

做法：将猪血切成薄片；番茄清洗干净之后切成片状；木耳泡发后清洗干净，撕成小块；锅内倒入适量油，烧热后放葱花、蒜末爆香，倒入猪血炒至两面变色，倒入高汤烧沸；加入番茄、木耳，调少量料酒，煮沸10分钟后调入盐、鸡精即可。

功效：猪血有滑肠之功，能够将肠道毒素排出体外；黑木耳的吸附力非常强，能吸附消化道中的杂质、毒素，为清肠排毒的佳品。

二、按摩养肠

双手手掌相互摩擦至发热，放松全身肌肉，意念集中于排便上，右手手掌放到心窝处，左手手掌放到右手背上，先由左向右旋转按摩80次，之后在下腹部按照上述方法左右分别旋转按摩80次，最后由心窝向下推至耻骨联合处，重复此操作80次。

按摩的过程中若肠鸣、有热感，则说明按摩有效果，如果产生便意应当立即去排便，排便的过程中也可用手指从左上腹向左下腹进行直线按摩。

每天早晨起床以前、晚上临睡前分别按摩一次，力度不能太大。按摩之前要排空小便，过饥、过饱时均不能做此动作。

三、合理配餐

食物的搭配必须合理，有菜有肉，这样既能保全营养，又能确保大便畅通；吃火锅、喝酒以前可先喝点玉米粥保护肠胃；若是火锅吃得太多或是酒喝得太多，可以吃些清肠药促进排毒；多运动，能够促进肠道蠕动，防止毒素在肠道内停留。

三焦健康，美丽不在话下

《千金方》之中有云："夫上焦如雾（雾者霏霏起上也），其气起于胃上脘……大会于手太阴也。……中焦如沤（沤者，在胃中如沤也），其气起于胃中脘，在上焦之后……下焦如渎（渎者如沟，水决泄也），其气起胃下脘，别回肠，注于膀胱而渗入焉。"由此可见，三焦与五脏六腑之间有着密切关系。

从中医的角度上说，三焦对于人体来说是非常重要的，它是中医藏象学中的特别名词，是上焦、中焦和下焦的合称。其中，上焦指膈以上部位，包括心和肺；中焦指膈以下、脐以上部位，包括脾和胃；下焦指脐以下部位，包括肾、膀胱、大小肠、女子胞等。

三焦可通行元气，是水液运行之道，主要特点为将饮食化生的水谷精气敷部全身，就像雾一般，能养身体各个脏腑组织。中焦有腐熟水谷、运化精微，进而化气血之功；下焦可泌别清浊、排泄尿液和大便。

中医认为，三焦为人体气血上下贯通之通道，气血津液均需通过三焦营养全身，三焦畅通之后，气血即可流通。气血畅通无阻，才有谈起美丽的资本。

一旦三焦不畅，就会导致耳鸣、头晕、咽痛、胸腹胀闷、小便不利等。下面就来为女性朋友们介绍几种养护三焦的方法：

一、对症下药

1. 上焦有火的主要症状为：口唇干燥，口内生疮，目赤肿痛，耳鸣。

应用药物：在医生指导下服用黄连上清丸、牛黄解毒丸等。

2. 中焦有火的主要症状为：舌面生疮、食不知饱，呃气上逆，脘腹胀满，食欲下降、口臭、口苦。

应用药物：在医师指导下服用栀子金花丸、清胃黄连丸、清胃散等。

3. 下焦火：表现为大便干结，小便短少，尿色黄赤、混浊有味，阴部瘙痒，白带增多。

应用药物：在医师指导下服用三黄片、栀子金花丸等。

二、"嘻"字功

双唇微起，表情平和，舌尖向下，双臂由两侧自然抬起，双手手心向上，指尖相对，抬至膻中穴，向上托举，同时发出"嘻"字、呼气，托到前额上方时完成呼气的过程，把意念放到涌泉穴上。

吸气的时候，竖起双手手掌，手心朝里，由头部起向下抚摩，至面部、胸部、乳房，双手劳宫穴对着乳中穴，指尖对一会儿后向下，推至胸、肋、腹、胯等处，最终双臂自然垂落在身体两侧，重复此操作 6 次。

三、敲打三焦经

三焦主要分布在上肢外侧中间、肩部、侧头部，敲打三焦主要敲手臂这一段，可左右手交替敲打，敲完 1 遍之后换成左手敲打右臂，不但能提升机体免疫力、调节周身体液循环，提升免疫力，还可刺激大脑皮层、放松神经，治疗头痛、咽喉痛、目痛、出汗等不适。

四、刺激重点穴位

1. 支沟穴

此穴位于前臂背侧，阳池和肘尖连线上，腕背横纹上 3 寸，尺骨和桡骨间，

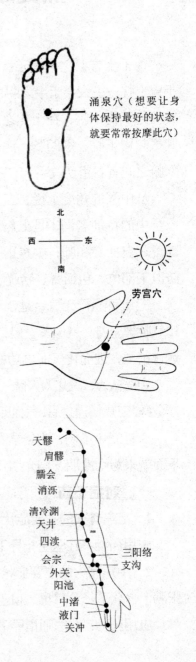

涌泉穴（想要让身体保持最好的状态，就要常常按摩此穴）

北 西 东 南

劳宫穴

天髎
肩髎
臑会
消泺
清冷渊
天井
四渎
会宗
外关
阳池
中渚
液门
关冲
三阳络
支沟

此穴可治疗便秘。手指用力点按支沟穴即可有效通便。

2. 翳风穴、耳门穴

翳风穴位于耳垂后，乳突和下颌骨间凹陷处；耳门穴位于人体头部侧面耳前部，耳珠上方稍前缺口陷内，微张口取穴。翳风穴和耳门穴位于耳朵附近，能够治疗耳聋、耳鸣、耳痛等症。用拇指用力按揉这两个穴位，至产生酸痛感即可。

3. 肩　穴

此穴位于肩膀大关节后侧大概一半肩附近的凹陷处。按摩此穴可治疗肩关节周围疼痛，缓解由于长时间用电脑或者伏案工作导致的肩背酸痛。手指用力按揉此穴至产生酸痛感即可。

膀胱健康，移走通向美丽之路的"障碍物"

《千金方》之中有记载："膀胱者，主肾也，耳中是其候也。肾合气于膀胱。膀胱者，津液之腑也，号水曹掾，名玉海。重九两二铢，左回叠积，上下纵广九寸，受津液九升九合，两边等，应二十四气。鼻空在外，膀胱漏泄。"

从这段话之中我们能看出，膀胱为水腑，储藏人体水液。膀胱所属的足太阳经脉功能能让"津""液"的物质、功能存在身体中。同时发挥其正常作用，并且，足少阴肾经主人体之里，足太阳膀胱经主人体之表，若膀胱经缺乏真阳，它"存储津液"之功就会减弱，使得津液不能充分发挥其功效。

虚火过旺时，"津"功能过度，"液"功能不足，导致脏腑组织液体过量排出，血液浓度过高，出现血液黏稠、血脂高、血糖尿糖高、血压高、口渴、尿多、食多、便秘等，皮肤会由于缺乏水分而变得干燥、脱皮、皲裂。膀胱气化功能受影响，水液无法排出体外，而且会由于水分过量而水肿。

膀胱之气化功能对肾功能的正常与否有着重要影响，膀胱化气功能正常，肾之精气充足，美丽则有了保障。由此我们可以看出，膀胱和美容养颜之间有着密切关系。

膀胱经出现问题时，眼珠子会有快要掉出来的感觉，整个后脖子僵硬。由于膀胱经从睛明穴向上走，将整个头部走了一遍，所以，整个头部疼痛也可能为膀胱经疼痛。痔疮、子宫肌瘤均和膀胱精气不足有关。若膀胱所主的"液"无法濡润全身经脉，就会腰酸、背痛、腿抽筋。小指不灵活，有麻木、疼痛感，则说明膀胱经有问题。

按摩膀胱经上的重要穴位对于美容保健来说大有益处：

一、委中穴

委中穴（位于人体腘横纹中点，股二头肌腱和半腱肌肌腱中间）能够改善后背和腰部疼痛，按摩委中穴可减轻30%的腰痛，这个穴位非常重要，最独特之处就是它可以让鼻子通气。

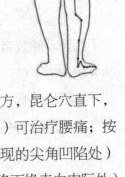

委中穴（"腰部委中求"。后背、腰部的病痛很多都可以通过此穴解决）

二、昆仑穴、仆参穴、伸脉

按摩昆仑穴（外踝尖和跟腱间凹陷中）、仆参穴（位于人体足外侧部，外踝后下方，昆仑穴直下，跟骨外侧，赤白肉际处）、伸脉（外踝直下方凹陷中）可治疗腰痛；按摩承山穴（伸直小腿或足跟上提时，腓肠肌肌腹下出现的尖角凹陷处）能治疗痔疮和痛经，按摩京骨穴（足外侧，第5跖骨粗隆下缘赤白肉际处）能治疗后头痛、眉棱骨痛，按摩通谷穴（位于足外侧，第5跖趾关节前缘，赤白肉际处）可治疗颈椎病。

三、飞扬穴

按摩飞扬穴（小腿后面，腓骨后缘，昆仑直上7寸，承山穴外下方1寸）能治疗慢性腰痛，点按5分钟即可。

四、至阴穴

至阴穴（足小趾外侧趾甲角旁 0.1 寸）有催产之功，古人用灸条灸至阴穴即可矫正胎位。

五、金门穴

金门穴（位于人体足外侧，当外踝前缘直下，骰骨下缘处）可以治疗 2 个星期内的急性腰痛，此穴穴位较深，按摩的过程中应当用食指关节有力地点按。

甘麦大枣汤，滋润身体的各个脏腑

随着现代人生活压力的日趋增大，部分女性朋友表现出了抑郁、精神恍惚、情绪低落、失眠、哭笑异常等，很多人听到这一系列症状时会说："不是精神病吧？"实际上，这并非精神问题，只是中医上提到的妇人"脏燥"。

"燥"即躁动不安之意，意思就是说，内脏"躁动不安"，喜伤心，悲伤肺，心肺气虚，则悲喜无法被控制，表现出哭笑失常。怒伤肝，这样的女性常常会因为小事而大动干戈，十分纠结。思伤脾，看见美味佳肴一点食欲都没有，即使吃饭也是不在状态。总结起来就是：这样的女性不是呆板就是抑郁，或者精神恍惚，总之和周围人不太协调。可能中医上的命名"脏燥"我们并不熟悉，用西医术语说就是早期精神分裂。

记得有一年聚会，我遇到了当年的好友张德坤，当年才只有 34 岁的他脸上写满了疲惫，强颜欢笑，后来，我听其他同学说他的妻子得了早期精神分裂症一年多了，一直依靠镇静剂过活，妻子的异常把这位好丈夫折磨得够呛，白天要上班，晚上回家之后还要忍受妻子的"无理取闹"，可以说是苦不堪言。

张德坤知道我从事的是中医，聚会结束后借着酒劲跟我发起牢骚，眼泪从这个原本刚强的男人的眼角流出。我安慰他一会儿，对他说："你抽空带你妻子来诊所一趟，我帮她看看，兴许能治好。"张德坤点了点头。

几天之后，他果然带着妻子来到我的诊所。当年两人结婚的时候我参加过他们的婚礼，他的妻子是个端庄、讲究、精神的女人，而如今被病魔折腾了一年的她已经萎靡不振，衣着随便，甚至有些邋遢。

我给她把了把脉，脉象沉细，再加上她说自己大便干燥、小便黄、口苦、舌尖红，一看就知道她的身体中有火，是虚火。虚火是不能随便用泻火药的，否则身体会越来越虚。我让她张开嘴，看了看她的舌体，淡白、无血色，并且舌体非常小，就像是体内之火将舌体烤得瘦小干枯；无血色说明气血虚，舌体瘦小，意味着津液亏虚，虚为主，应当先补虚，千万不能泻火，泻火的苦寒药物会伤及津液、气血。

我给朋友的妻子开了 100 克甘草，还有大枣和小麦。张德坤觉得非常意外，因为之前带着妻子去看病的时候医生一开就是上千元的药，而这些甘草只不过花费几元钱，真的能治自己妻子的病吗？其实这就是张仲景用来治疗妇人脏燥的甘麦大枣汤，也是现代人在古方调治基础上治疗早期精神分裂症的方剂，用麦片代替不容易找到的小麦粒。

具体做法：取 500 毫升水，泡 10 克甘草，5 枚大枣半小时，之后煮沸半小时，过滤掉甘草，取煮好的 200 毫升水冲泡 2 包麦片，每天早晚分别吃 1 次，饭后 1 小时服用。

小麦可养肝气，能够治疗脾气暴躁，甘草药性和中缓急，能够让五脏安静下来；大枣能补心气，还能宁心安神。此方如同五脏之安抚剂，非常适合早期精神分裂的女性服用。此方的药性缓和，适合各种体质的女性朋友服用。

从现代营养学的角度上说，小麦皮内富含 B 族维生素，而 B 族维生素主要为神经提供养分，只有充足的 B 族维生素才可以为避免神经衰弱、失眠，以及精神分裂。

张德坤听完我的解释之后才放心下来，带着妻子回家了。大概两三个月之后，他高兴地打电话告诉我，自己妻子之前的症状已经基本消失，现在又和以前一样有朝气了。我听后也非常高兴，毕竟帮自己的老同学解决了一大难题。

第七章

排出身体之毒素，做无毒女人更轻松

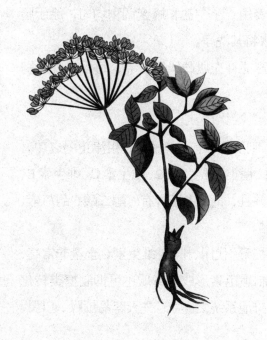

面色黯淡，当心是毒素瘀积

"毒"就是指对人体健康有害的物质，主要包括：外在环境压力和污染、细菌、病毒等，人体中的毒素只有 20% 能通过排便方式排出体外，剩下的 80% 毒素存积于血液内，仅仅通过排便、排尿、排汗是无法将其排出体外的。若身体中的毒素没能及时排出体外，长时间堆积在身体之中，就会诱发身体器官老化，发生各种疾病。

很多女性朋友在这些"毒"的影响下受着面色暗淡、无光泽的困扰，下面就来教女性朋友们几个排毒、帮你恢复往日风采的方剂：

一、食盐蜂蜜排毒

油性肌肤中毒的女性可尝试着用一小勺盐和蜂蜜调和均匀，涂于脸上，同时轻轻按摩 5 分钟，用清水将其洗净。

盐可深层清洁皮肤毛孔；蜂蜜能补充肌肤所需营养，每天早晚分别做一次能清除皮肤毒素的工作。

二、黄瓜排毒

黄瓜味甘、性平，又名青瓜、刺瓜等，有清热解毒、生津止渴之功。现代研究发现，黄瓜中富含蛋白质、糖类、维生素 B2、维生素 C、维生素 E、胡萝卜素、烟酸、钙、磷、铁等，并且，黄瓜中还含有丙醇二酸、葫芦素、柔软细纤维等，为排毒养颜之佳品。

黄瓜内含的黄瓜酸可促进人体新陈代谢、排毒。维生素 C 含量非常高，可美白肌肤，保持肌肤弹性，抑制黑色素形成。黄瓜还可抑制糖类转化成脂肪，有益于肺、胃、心、肝、排泄系统之健康。先天容易烦躁、口渴、喉痛、痰多的女性，吃黄瓜利于化解炎症。

三、荔枝排毒

荔枝味甘、酸，性温，可补脾益肝、生津止渴、解毒止泻。《本草纲目》之中有云："常食荔枝，补脑健身……"

现代医学研究发现，荔枝中含有维生素A、维生素B1、维生素C、果胶、游离氨基酸、蛋白质、铁、磷、钙等。荔枝可补肾，改善肝功能，加速毒素排出，促进细胞生成，让皮肤变得更加细嫩。

四、豆类排毒

豆类食品能够稳定女性荷尔蒙，豆类中的大量蛋白质可帮助机体吸收大量水分，利于保养肌肤。并且，豆类食品中富含氨基酸，有助于肌肉的修复、再生，对皮肤、头发、指甲都非常有好处。因此，每天吃些豆类食品能够调理人体激素平衡。

满面油光，不仅是皮肤的问题

很多女性到了夏季时常常会大汗淋漓，满脸汗水，皮肤温度相对较高，突然受冷水刺激，面部毛孔会收缩，毛孔内的油污、汗液无法及时被清洗干净，会使得肌肤毛孔扩大，敏感肌肤甚至因此急性发炎。油性皮肤容易导致痘痘、粉刺。那要怎么做才可以远离满面油光呢？

一、认清肤质，对症用药

我们的肌肤可以分成干性、中性、油性、混合型四种，肤质很容易被判断，冬季洗完脸之后，干性肌肤会变得紧绷、干燥；油性肌肤会出油；混合型肌肤的女性T字区会比较油腻。只有了解自己的肌肤状况之后，才能进行有针对性的"控油"。

二、多喝水、多吃水果，禁食油腻之品

想拥有水嫩的肌肤，就要多喝水，多喝水能排除身体中的杂质，促进身体新陈代谢。多吃水果也有益于肌肤健康；苹果、香蕉利于肠胃消化；草莓、橘子中富含维生素 C，有美肌之功。不能吃油炸油腻之品，因为吃此类食物会促进皮脂腺之分泌。

三、保持面部清洁

很多人都有灰头土脸的经历，空气污染严重，对油性肌肤的女性来说伤害更大。油性肌肤的女性每天洗 2 次脸，早晚分别洗一次，其余时间注意面部清洁，当面部油腻时，可用清水把脸洗净。

四、勤用收敛水

现在市面上有很多专门针对油性肤质的保养品，爱美的女性朋友们应当勤用补水面膜，或是把化妆水沾到化妆棉上，贴于面颊。洗完脸后把收敛性化妆水涂在易出油的部位即可。

五、规律作息

千万不要熬夜，若你是油性肌肤，并且常常熬夜，会加速面部肌肤恶化，因此睡眠充足，正常作息，多喝水，多吃水果，即可改善肌肤状况。

成人长了痘，身体内部有异常

青春期的孩子脸上长痘痘是正常现象，可如果已经二三十岁，脸上还不断地冒出痘痘可不是简简单单的影响容貌了，很可能是身体的某些部位出了问题。

成人痘的诱因有很多，如体热过盛、肺经热盛、脾胃湿热，也可能是因为喜欢吃肥腻食物，时间一久灼伤阴液，导致阴虚火旺。有些女性的一日三餐的膳食非常不合理，使得其身体中缺乏各种维生素，再加上她们喜欢吃糖果、巧克力、冰激凌等，会导致机体代谢紊乱。经常吃那些易让皮脂腺分泌增加的食物，脸上一定会长出痘痘。

现代女性的工作压力大，常常熬夜，面对的各种辐射，长痘的概率也会增加，想要清除痘痘，首先要做的就是清肺火，除湿热，顺利排出皮肤油脂，以免皮肤细菌繁殖，长出痘痘。

中医将脸上的痘痘和我们的内脏紧密联系在一起，辩证指出不同部位痘痘所反映的问题，由内进行调养。

一、左脸颊长痘痘

左脸颊长痘可能为肝火旺、血液循环不畅使得血液排毒能力下降。而压力大、常常熬夜，或是不爱运动也会导致这一系列结果。提醒这些女性朋友，要懂得放松心情，经常做户外运动，加速体内血液循环，避免让身体处在闷热之中，可用温度比体温低些的水洗澡，尽量在晚上11：00以前入睡，利于肝脏排毒。饮食上应当多吃可退肝火凉血之品，如绿豆、冬瓜、丝瓜等。

二、右脸颊长痘痘

右脸颊长痘痘为肺火旺所致，右脸颊长痘的女性必须戒烟限酒，还要避免长时间处在空气不流通的地方，否则会加重气管、支气管、肺部不适，平时可多吃些薏仁、木耳、杏仁、白菜等有润肺之功的食物。

三、印堂长痘痘

双眉间的印堂痘是不能被轻视的，只有心脏活动力减弱时才会在这个部位长痘，保护心脏即可消除印堂痘痘。此类女性可吃些生菜、苦瓜等。

四、嘴巴周围长痘痘

消化系统功能较差，常常便秘、口臭，不喜欢吃新鲜果蔬，吃过量辛辣、油炸食物等均会导致嘴唇周围长痘。嘴周围痘痘要通过清肠胃之毒素来缓解症状。可以连续吃几天纤维含量丰富的食物，进而疏通肠道。此外，如果嘴唇脱皮、溃烂等，可多吃些维生素 B2 或复合维生素 B 含量丰富的食物。嘴角易爆裂，多为身体内铁质不足所致，此类女性可多吃些苹果、猪肝等。若胃壁黏膜处在疲劳状态，可能会发生内热，出现嘴角红肿。

五、额头长痘痘

额头不断长出大颗痘痘，说明心火旺、血液循环不畅，可能太过劳心伤神，也说明肝脏毒素太过，为不规律生活、长期熬夜加重肝脏负担所致。

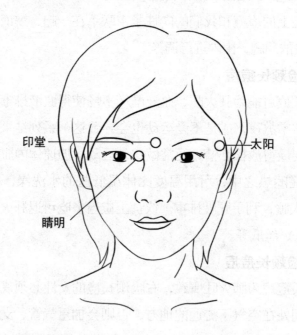

六、太阳穴处长痘痘

太阳穴周围长出痘痘为胆汁分泌不足所致，摄入大量脂肪或胆固醇高的食物会增加胆囊负担。

七、鼻周围长痘痘

鼻子周围长痘痘，说明其体内新陈代谢出了问题，若是鼻翼长痘，除了说明油脂分泌旺盛，也是肺热旺盛、消化不良的表现。鼻头出现轻微脱皮，说明其血液循环不畅。若是鼻梁上长出痘痘，说明油脂分泌旺盛、缺水。无论痘痘长在鼻子哪个地方，都应当让皮肤保持清洁，多吃些清淡、高维生素食物。

皮肤暗淡，排毒即可提亮肤色

皮肤干燥、紧绷，容易诱发衰老。肌肤黯淡、发黑、发黄、不均匀，女人的容貌将会大打折扣。如果女人有着亮泽的肌肤，看起来可就大不相同了，所以，亮肤保湿为女性保养之重点。保养的方法有很多，不过水润明亮的肌肤不仅仅只靠粉底、腮红等，应当从饮食起居上着手。

我们体内的血液循环过程决定着气色之好坏，新陈代谢控制着人体皮肤细胞剥离，进而影响肌肤状况。想让自己的肌肤水嫩、红润，要做的不仅是补水，还应当补气血，进而彻底排毒。补水、补气血前先将体内残留毒素排干净，只有排净毒素，补充水分和气血，才可充分发挥其功效。日常生活中，女性朋友们应当有意识地吃些利于身体排毒的食物，如葡萄、无花果、胡萝卜等，逐渐清除出身体中的毒素。

下面就来为女性朋友们介绍几种有助于身体排毒的药膳：

一、蒜泥黄瓜

材料：黄瓜 500 克，蒜泥 25 克，辣椒油 15 克，味精、盐、酱油、香油各适量。

做法：选择新鲜的黄瓜清洗干净之后切成上厚下薄的滚刀块状，之后和精盐一同搅拌均匀，至入味，控干水分；把酱油、蒜泥、味精、辣椒油、香油一同放入干净的碗中调和成汁，和黄瓜一同搅拌均匀即可。

功效：排毒、美容、减肥，适合营养过剩而出现肥胖、高脂血症的女性食用。

二、魔芋豆腐

材料：魔芋片 500 克，黄豆 250 克。

做法：将魔芋干片、黄豆一同浸泡在水内，换几次水，清除残留毒素，等到泡发后，将其磨成浆，放到锅中煮熟，铲出，放到簸箕内，厚度不能超出 3 厘米；摊晾，将其切成块状，放到清水中浸泡几天，至其没有怪味即可。

功效：此药膳有解毒消肿、宽肠通便之功，能防治便秘、发热、无名肿毒等症。

三、青榄白萝卜煲瘦肉

材料：白萝卜 750 克，青榄 5 枚，瘦肉 250 克，生姜适量。

做法：将白萝卜清洗干净之后切成大块；瘦肉清洗干净之后切成块状，倒入适量清水，将所有食材放到锅中，开中火煲 2 小时左右，调入适量盐即可。

功效：白萝卜味甘性寒，有健脾消食、清热通便之功；青榄味干涩，性平，有清热解毒、祛痰化滞之功，有益于排毒；瘦肉有补肝益血之功。

肠道"清"，身体更"轻"

便秘的女性通常会伴随着自身中毒症状，经常会表现出浑身乏力、易疲倦、腰酸背痛、心烦多梦、头晕头痛、食欲下降、有口气等，即中医上提到的"上火"之症。

虽然便秘说明体内有毒，不过，没出现便秘的女性身体也不一定就没毒，本身没毒的人几乎不存在，只是有的人体内毒素多，有的人体内毒素少。现实生活中，真正懂得科学饮食的人少之又少，有些人即使知道一些饮食知识，也很难在日常生活中规范自己的饮食。

通常情况下，成人每天从小肠进入大肠的食物、水分是2000克左右，经大肠吸收，食物总量的90%可以被吸收，剩下200～400克化为粪便。正常人一天一夜应当排便1～2次，正常排便应当迅速、彻底，便后可以感觉到畅快。若是大便不成形，或者有恶臭，说明身体已经中毒。

《千金方》之中有云："大肠者，为行道传泻之腑也，号监仓掾。"由此我们也能看出，大肠掌管着人体的排泄过程，一旦此过程受阻，人体就会积存下毒素。

随着年龄的增长，人体的肠道蠕动力会逐渐减弱，再加上现代人喜食肉类食物，进一步抑制肠道蠕动，易积存宿便，若不及时清理，甚至会形成粪石。宿便长时间积累于肠道中，大肠就会成为藏污纳垢之处。只有肠道"清"，我们的身体才会更"轻"，那应该怎么做才能让我们的肠道"清"呢？

一、运动

肠道运动需要借助外力作用，现代人的生活太过"滋润"，上班坐办公室，下楼坐电梯，下班坐车，回到家不是窝在床上就是窝在沙发里……严重缺乏运动，在这种情况下，肠道蠕动变慢，非常不利于身体排毒。

不管是每天坚持走路，还是游泳、练瑜伽等，均有助于肠道运动，还能够促进身体健康。晚上睡觉前或是休息时坐在沙发或椅子上，用手指指腹围绕着肚脐进行循环按摩，促进肠道蠕动。

二、摄入粗纤维

我们每天都会吃一定量的食物维持肠道生态平衡。现代人吃的食物太过精细，经过胃加工之后变得更加黏腻，因此容易附着于肠壁褶皱内长期排不出，形成宿便。粗纤维可促进肠道蠕动，有助于携带黏于肠壁上的垃圾排出体外。日常中常见的粗纤维食物包括：玉米、高粱、荞麦、红枣、苹果、草莓、花生、芹菜、青椒、洋葱、芥菜。

三、摄入有益菌

在我们的肠道内分布着 500 多种细菌，包括有益菌和有害菌。细菌之间彼此平衡，则肠道健康，而且，有益菌量越多肠道越健康。酸奶内富含有益菌，有助于身体消耗吸收，能够促进胃肠蠕动，确保肠道代谢过程顺利进行。

四、芦荟润肠

芦荟有美容护肤、食疗、药用、观赏等功效，内含芦荟苷、芦荟多糖、植物蛋白、维生素 A、维生素 B6、维生素 B12、人体肌肤必需的 8 种氨基酸和矿物质，有非常好的润肠通便之功。

食物排毒法，保持女性好身材、好气色

如今，"排毒"已经成为热门词语，因为现代社会之中污染日趋严重，人们的饮食、生活习惯越来越不规律，使得人体承受了来自各界的"污染"和"侵害"。比如，汽车尾气、污水、染料、废气等，均含有大量有毒有害物质。

其实，人体本身就能产生毒素，比如，食物进入肠道中没能被完全消耗，食物残渣就会停滞于体内，产生毒素，久而久之无法排出，产生毒素，肌肤变得黯淡无光、发黄、有斑点，发生早衰，在这种情况下，身心健康也受到了威胁，为了拥有美丽的容颜，排毒变得刻不容缓。

在我们的体内常常会堆积各种毒素，想要让这些毒素排出的关键之处就在于保持体内气血畅通，进而发挥其排毒之功。若体内气血调和，脏腑功能正常，则利于中和、化解体内多种毒素，防止疾病的发生。

一般来说，身体健康的女性脏腑气血充盈，皮肤红润而有光泽，可一旦毒素堆积在身体中，气血之流通就会不畅，津液无法充分滋养肌肤，面部长出痘痘、色斑，皮肤变得干燥而没有弹性等。因此，排毒的先决条件就是畅通全身之气血，将身体中的毒素排出体外，恢复机体之阴阳平衡，进而养护容颜。

那么排毒的过程当中要注意到哪些问题呢？

一、饮食有"偏向"

多吃新鲜果蔬和豆制品，少吃油腻之品，以谷物为主，尽量避免吃垃圾食品，将毒素物质的摄入量降到最低。多吃膳食纤维含量丰富的食物，多喝水，纤维遇到水后会膨胀，加速肠蠕动，利于毒素排出体外。每天早上起床之后喝上一杯温开水，利于人体排毒。

二、保证睡眠充足

每天确保充足的睡眠，不管因为何种原因都应当尽量避免熬夜。

三、适当运动

适当运动能够促进新陈代谢的过程，增加汗液的排出量，让人的身体自然排毒。

四、吃些排毒药膳

1. 海带绿豆汤

做法：取玫瑰花6克，先用布把玫瑰花包好，和9克甜杏仁、15克绿豆，以及适量海带一同放到锅中，倒入适量清水，熬煮至熟，去掉玫瑰花包，依个人口味调入适量红糖，每天吃1次，连续吃上半个月就能够看出效果。

功效：能够消痰、活血化瘀，久服能够祛除粉刺。

2. 凉拌西瓜皮

做法：取500克西瓜皮清洗干净之后去掉表皮和内瓤，同时将其切成薄片，调入适量精盐腌制，沥干水分，放入蒜泥、酱油，搅拌均匀即可。

功效：滋阴清热，养护肌肤。

3. 莲子百合红豆粥

做法：赤小豆30克清洗干净之后放到清水中浸泡半小时，百合10克、莲子20克清洗干净之后浸泡半小时，大米20克清洗干净之后浸泡备用；将砂锅置于火上，倒入适量清水，开中火烧沸，之后放入莲子、百合、红豆，开小火煮20分钟左右，放入大米，继续煮10分钟，调入适量冰糖，搅拌至粥黏稠即可。

功效：红豆中富含维生素B1、维生素B2、蛋白质以及多种矿物质，有补血、利尿、消肿、促进心脏活化等功效。多吃能防治脚肿，有减肥之功。其石碱成分能加速胃肠蠕动，减少便秘、促进排尿，消除心脏、肾病引发的浮肿。而其纤维可助排泄体内盐分、脂肪等，可有效瘦腿。莲子百合红豆粥营养丰富，能提升机体免疫功能，还可补血。

沐浴排毒法，水嫩肌肤"秀"出来

早在《千金方》中就已经提到用皂角熬汤洗身，或是将皂角作为原料之一加入澡豆之中。《千金方》中记载的澡豆配方已经讲究到了非常奢侈的地步。比如，其中一款以白豆屑为主料，添加青木香、甘松香、白檀香、麝香、丁香五种香料，使其芬芳，并且还添加了白僵蚕、白术等被认为能够让皮肤白皙细腻之品。此外，还包括可滋养润泽肌肤的鸡蛋清、猪胰。制作方法非常细致。大致为：先将猪胰和白面、鸡蛋清调匀，晒干后再和其余配料混合，一同捣成末状，之后同白豆屑混合均匀。盥洗时，将混合香末擦于面部和手上，不但能去垢，还有美容之功，"十日内面白如雪，二十日如凝脂"现在，很多老辈人称肥皂为"香胰子"就是这个缘故。

一次痛快、彻底的沐浴不但能促进肌肤呼吸、新陈代谢，而且能加速身体排毒、减轻精神疲劳。下面就来为女性朋友们介绍几种有助于身体排毒的沐浴方法：

一、蒸汽浴

利用蒸汽浴发汗排毒，即利用人体面积最大的肌肤作为汗排毒系统。高血压、心脏病患者可进行蒸气浴，如果患者感到恐惧，则不能做蒸气浴，否则易导致血压上升。

二、草药浴

将菊花、薰衣草等放入锅中，倒入适量清水，开小火熬 1 小时左右，过滤去渣，倒进洗澡水中，不要放香皂或浴液，能够促进人体血液循环，加速毒素排出，让肌肤更加光洁。

三、泡醋澡

在半盆洗澡水中加入 1 小杯醋，泡浴 20 分钟，利于放松排毒。

四、白酒浴

洗澡的时候在浴缸中倒入 100 毫升白酒，能够让肌肤更加光滑、滋润、促进人体血液循环、新陈代谢，利于排毒，也可让肌肤更加柔软、有弹性，而且对于皮肤病、关节炎等均有疗效。

五、意念淋浴

工作压力大、生气、恐惧、忧虑等负面情绪会使得身体中产生毒素，沐浴时，可以借助颜色想象着这些负面情绪正在渐渐消失，让温热、流动着的水将这些烦恼带走。

六、柚子皮浴

将柚子皮清洗干净后切成5厘米左右的小块状，备用；将锅置于火上，倒入适量清水，水温至50℃时放入柚子皮，之后开小火烧半小时左右，至水中呈淡黄色，水气内有柚子味儿，冷却后将柚子水倒进事先放好的50℃左右的水内。搅拌至颜色均匀，之后全身浸泡在浴水内，用柚子皮于身体各处进行按摩，柚子皮内富含果胶，能刺激肠胃功能，促进新陈代谢和毒素的排出。

一把桃花，顺利轻松排毒素

到了春季，桃花盛开，粉色满枝，非常漂亮，古人常用桃花来形容人的面色，比如"粉面如桃"。其实，不仅可以用桃花来形容面色，服用桃花也能帮人体排毒，为容颜增添几分色彩。《千金方》之中有记载："治大便难：水服桃花方寸匕。"由此可见，桃花有一定的润肠通便之功，其实粪便的排出也是在排毒。此外，《千金方》之中还有"桃花三株，空腹饮用，细腰身"的记载。

下面就来为女性朋友们介绍几种操作简单，并且效果俱佳的桃花排毒养颜之方。

一、桃花粥

材料：桃花（干品）2克，粳米100克，红糖30克。

做法：将桃花放到砂锅内，倒入适量清水，浸泡半小时左右，倒入淘好的粳米，开小火熬粥，粥熟后调入适量红糖，搅拌均匀。每天1剂，早餐1次，趁温食用，每5剂为一疗程，之后间隔5天服下一疗程。

功效：适合血瘀之症，如面色黯淡、月经内有血块、舌上有紫斑、大便干结等。此粥既有美容之功，还可活血化瘀。但是此粥不宜久服，经期间要停服，经量过多的女性忌服。也可用新鲜桃花瓣，鲜品每天服4克。

二、桃花蟹黄烩芙蓉

材料：鲜桃花（白色）20克，蟹黄（或咸蛋黄）25克，鸡脯肉100克，猪肥膘15克，菜心150克，调味品适量。

做法：将鸡脯肉、猪膘清洗干净后分别剁成细茸，打入蛋清、冷鲜汤调和成稀糊；白桃花清洗干净后拆散；蟹黄（熟）或咸蛋黄（蒸熟）剁细；将锅置于火上，倒入鲜汤，调入适量酒、盐、鸡精烧沸，之后放入白桃花，先用水淀粉勾芡，再将鸡茸蛋清糊淋到锅中搅匀，让其变成厚糊，淋入油，撒入白胡椒粉搅匀即可；用油、水炒菜心围边，将蟹黄粒放于烩芙蓉中间即可。

功效：养心益脾，适合心脾两虚、纳差食少、心悸失眠等症。

三、桃花猪蹄美颜粥

材料：桃花（干品）1克，猪蹄1只，粳米100克。

做法：将桃花焙干后研细；猪蹄皮肉与骨头分开，放于铁锅上，倒入适量清水，开大火烧沸，撇去浮沫，转成小火炖至猪蹄烂熟，捞出骨头，放入粳米、桃花末，继续开小火煨粥，粥熟时调入适量细盐、味精、香油、葱花、生姜末，搅匀，隔天服1剂，分成数次温服。

功效：此粥有活血润肤、益气通乳、丰肌美容、化瘀生新之功，适合面有色斑的哺乳女性食用。产后服此粥可通乳、除色斑，还可滋润皮肤、补益身体。

四、桃花增白方

材料：桃花（干品）60克，冬瓜仁75克，橘皮45克。

做法：将桃花、冬瓜仁、橘皮一同研磨成极细的末，放到瓷瓶中，每次服1克，每天服2～3次，饭后用温糯米酒送服。

功效：此方有活血化瘀、祛斑增白、润肤悦色之功，适合颜面较黑或面有黄褐斑的女性服食。

五、桃花煮鲜鱼

材料：鲜桃花 10 克，活鲈鱼 1 条，土豆 100 克，熟笋 75 克，胡萝卜、潮州酸菜各 25 克，调味品适量。

做法：将鲜桃花拆散后清洗干净、沥干水分；活鱼宰杀后去掉鳞鳃、内脏等，清洗干净；笋、土豆、胡萝卜等切成滚刀块；酸菜清洗干净后切成片状；鲈鱼放到沸水锅内焯水，捞出，放到冷水内激凉；将奶油放到干净的锅中烧热溶化，姜片下锅煸香，倒入鲜汤，之后放入其他食材和酒、香叶烧沸，转成中火煮至鱼将熟、汤汁浓白，放入所有调料，继续烧至沸，撒入桃花即可，放于酒精炉上上桌。

功效：益气养血，适合各种贫血。

六、桃花丸

材料：初开桃花。

做法：将初开桃花烘干后磨碎，过筛，制成丸剂，每天早晚各服 6 克。

功效：此方可治肝郁气滞、血行不畅诱发的面色黯黑、粉刺、痤疮、蝴蝶斑等；还可治疗女性痛经、偏头痛等症。

七、桃花白芷酒

材料：桃花 300 克，白芷 40 克，白酒 1000 毫升。

做法：将采集的花苞初放的桃花 300 克、白芷 40 克一同放至于瓶内，倒入上等白酒 1000 毫升，密封，浸泡 30 天后开封即可。每日早晚分别喝此酒 1 盅，同时倒少量药酒于掌内，双手对擦至手心发热，于面部来回摩擦。

功效：祛除面部黑斑，改善面色无华、黑斑、产后脸色黯黑等，连饮此酒 40 ~ 60 天后色斑即可消失，面色红润而有光泽。

灸法排毒，无毒身体一身轻

现代女性承受着工作和生活两方面的压力，身心非常受伤，精神压抑和身体疲惫，导致身体产生出大量毒素，同时在面部长出斑点、粉刺等，不仅影响容貌，还会因为毛孔堵塞使得化妆品无法吸收，进一步恶化。

中医养生专家推荐通过艾灸来排毒养生。艾灸的基本原理为：通过疏通身体之经络，将体内的邪气排除出去，进而改善脏腑功能。护肤品只能起到表面作用，而艾灸却能改善体质、畅通气血，从根本上美容保健。

艾灸又名温灸，为中国的古老医术之一，为中医外治之法，到目前为止已经有几千年的历史，温灸美容养生为通过艾草等制成香条状，点燃后放到温灸器中滚动在经络或患处周围，进而温通经络，温补元气，调和气血，润泽面色，长期坚持即可改善口唇发黑发紫，减轻眼部皱纹，延缓眼部松弛老化，促进新陈代谢，淡化色斑，让面色更加红润，延缓衰老。

通过艾灸可以改善气滞血瘀体质，缓解肿胀酸麻，感受艾条散发出的热量，体会艾叶之香气，即可最大限度地释放能量，缓解疲劳，达到身心合一的安逸境界。

唐代孙思邈在《千金方》上写道："宦游吴蜀，体上常须两三处灸之……则瘴疠、瘟疟之气不能着人。"此为实践经验之总结。近代日本医家为工厂、学校施以灸灼，作为保健措施，结果证明灸法的确能增强体质、预防疾病。

《千金方》还记载着："凡灸当先阳后阴……先上后下。"意思就是说，如果上下前后都有配穴，要先灸阳经，后灸阴经，先灸上部，再灸下部，即先背部，后胸腹，先头身，后四肢，按照顺序进行。取其从阳引阴却没有亢盛之弊，因此不能颠倒乱灸，若不讲次序，后灸头面，常常会出现面热、咽干、口燥等后遗症或不适。即使没有上述反应，也要从上向下灸，按顺序进行。

艾灸排毒法实际上就是出汗排毒，艾灸时，感觉出汗，灸后出汗，此现象可能会持续几天，甚至更久。

有的人艾灸排毒出汗一个阶段后，会起红疹，硬疙瘩，不用惊慌，这也是排毒的表现。通常继续艾灸，红疹会逐渐退下去，硬疙瘩可边艾灸，边按摩，也能逐渐消失，此为皮肤排毒的表现。

有的人艾灸排毒后排尿增多，这也是从尿道排毒的表现，这时应多喝水，这些反应会逐渐消失。通常来说，灸后尿频的女性大都肾脏、泌尿系统不太健康，也可能是妇科有问题。

若患上了肌瘤、积液、囊肿等妇科疾病，经期时会有烂肉、血块、血水等排出，可能为肌瘤、积液、囊肿的分解，存在上述疾病的女性可以在经期艾灸，为疾病找出路，月经期即为排出路径。

常见的艾灸反应和排毒现象：

一、头晕耳鸣、眩晕

出现头晕耳鸣、眩晕时，可先停下来，休息几天。如果这种反应一直不能消失，在大椎点刺放血、刮痧，这种反应即可逐渐消失，有的女性重复发生此类反应，可在 2～3 次后逐渐适应。

二、艾灸的走串排毒法

遇到这种情况很正常，不要太过吃惊，有艾灸的通串是在提示你经络疏通的状况。

三、腹泻，大便很臭

有的女性出现频繁腹泻，而且便味非常臭，这是一种排病气反应。出现这种反应，通常预示着胃肠有问题，也可能有肿瘤发生。

四、咽喉肿痛、牙痛

有的女性会出现咽喉肿痛，牙痛等，这个时候要多喝些水，或煮些绿豆粥来喝，反应严重者可停灸，至这些症状消失后继续艾灸。有时上述症状会反复发生几次，不过没关系，反复几次后上火症状就会消失。

五、发烧

有的人刚开始艾灸时会发烧，没关系，多喝些水，之后在督脉和膀胱经上进行刮痧或拔走罐，均可退热、降火气。

六、分泌物排出

妇科疾病艾灸时，有的会有褐色分泌物，或水样物，或脓样分泌物排出，这些皆为艾灸在帮助人体调整、消炎，通常艾灸一段时间后，这些分泌物就会慢慢减少。

七、肢体冰凉

经过几次艾灸排毒后，或是艾灸一段时间后，有的女性会肢体冰凉，此为寒气用艾灸后于体表的反应，有的为脏腑中寒气表现于体表，此反应在冬季、春季更为严重，有这种反应说明体内阳虚严重。要继续艾灸排毒，同时在患处进行刮痧，或按摩等，帮助寒邪尽快从体内排出。通常夏季伏天这种反应能消失。不过如果体内寒邪未被排尽，到了其他季节这种反应还会出现，因此坚持艾灸非常重要。

醉酒毒肝脏，找葛花解醒汤来帮忙

在古代，男人不饮酒者似乎就不是真男人，无论是高高在上的君王，还是平民百姓，甚至是乞丐，似乎都对酒情有独钟。现代人中也有很大一部分喜欢喝酒，再加上现代人应酬多，聚会时更是无酒不欢。如今，喜欢喝酒的女性也不在少数，因为女人也开始了奔事业的道路，而这样一来，各种应酬就成了不可避免的。

既然有饮酒者，肯定少不了拼酒，特别是在这个处处都需要应酬的社会，似乎不喝酒就无法谈生意，或者说是没诚意，有人甚至将自己训练成"挡酒"高手。从低度酒：啤酒、果酒、红酒、气泡酒、香槟，到中度酒：白兰地、威士忌，再到高度酒：二锅头、闷倒驴、茅台、五粮液、泸州老窖等，每一种酒都成了人们谈事之"必备品"。

喝低度酒还好一些，不容易醉，而且适当喝些红酒还有美容养颜之功，可如果喝的是中高度酒，则很容易醉倒，对身体危害较大：

一、伤肾

酒精进入人体之后，会抑制尿激素产生，一旦人体缺乏尿激素，肾吸收水之功则受抑制，至人体中的水分大量流失后，体液电解质平衡就会受到破坏，诱发恶心、眩晕、头痛等症。

二、伤胃

大量饮酒之后，胃黏膜会受损，导致黏膜水肿、出血、溃疡、糜烂等症，甚至诱发胃出血。

三、伤脑

研究发现，饮酒超过 6 分钟后，脑细胞会受破坏，长时间酗酒，记忆力会衰退。

四、伤骨骼

酗酒之后，酒精会加速人体中钙质的流失，易诱发骨质疏松，甚至骨折。但是，我们可以适量喝些啤酒、葡萄酒来增加骨密度。

通过上述介绍我们不难看出酒精对于人体健康的危害，我们摄入过量的酒精如同一种"毒"，威胁着我们身体各部分的健康。

可有的人说了，我也不想过量饮酒，可是出去应酬，朋友好意让酒总不能不给面子吧，在诸多场合的配合下，如毕业典礼、聚会、分手、应酬等，醉酒也就很平常了。

下面给大家推荐个中医上常用的解酒方——葛花解酲汤。

"酲"，即酒醒后的疲惫之态，不管是一时饮酒过量，还是嗜酒过量伤及脾胃，都可能表现出以下症状：眩晕呕吐、心神烦乱、胸膈痞闷、手脚战摇、食少体倦、小便不利等，而此方能够治愈上述症状。

组方：木香 3 克，人参、猪苓、白茯苓、白术、神曲、泽泻、白豆蔻各 9 克，青皮、砂仁、橘皮、干姜各 6 克，葛花 15 克，一同放到锅内，倒入适量清水煎汁。

通常情况下，醉酒的人会神志不清、神态潦倒，如同烂泥一般。我们的胃中储存空间是一定的，一下子喝下那么多的酒，如同被吹鼓一般，那怎么放出这些气既能让胃舒服，又不至于损害到胃呢？喝葛花解酲汤。

此方剂之中，葛花甘凉，有解酒醒脾之功，可将湿邪由肌肤表面散出，《千金要方》之中提到："葛根捣汁饮服，治酒醉不醒。"猪苓、茯苓、泽泻有利湿之功，可让湿邪沿着小便排出；砂仁、豆蔻、青皮、橘皮、木香、干姜可理气温中，疏滞消痞；砂仁、豆蔻芳香醒脾、开胃和中，能止呕吐、助运化，与神曲配伍可消宿食之积，解酒化滞。将这些药材配伍，即可内外分消。

饮酒过度会伤害到脾，因此方剂中添加人参、白术健脾益气。还应注意一点，葛花解醒汤刚好能改善脾胃虚寒、中阳不振、湿从寒化等症。若是阳性体质，湿从热化、湿热内盛，会表现出赤烦热、口渴饮冷等，这时用此方可减掉干姜。

不同的人对酒精的排解能力不同，对于有的人来说，喝上三四两高度白酒都没什么反应，可是对于某些人来说，喝一二两酒都会醉倒。每个人对酒精的承受力取决于胃部消化能力、肝之解毒能力。因此，千万不能认为自己的肝脏与他人的肝脏相同而与别人拼酒，否则，酒精长时间停留于体内就会伤害到肝脏，以及身体其他部位。

不过不管你是否本身就很能喝酒，都应该少饮酒，否则会伤害到人体脏器，脏器一旦受损则很难短时间内复原，受损严重者甚至不能复原。因此，即使为了自己的健康着想，也应当少喝酒或不喝酒，被迫饮酒后就喝葛花解醒汤。